臂穴及分体对应穴按摩

原创◇任治平
编著◇任永学
绘图◇朱　丹

求真出版社

图书在版编目(CIP)数据

臂穴及分体对应穴按摩/任永学等编著. 一北京：求真出版社，2011.1

ISBN 978-7-80258-105-0

Ⅰ.①臂… Ⅱ.①任… Ⅲ.①按摩疗法(中医) Ⅳ.①R244.1

中国版本图书馆 CIP 数据核字(2010)第 249979 号

臂穴及分体对应穴按摩

编　　著：任永学等
出版发行：求真出版社
社　　址：北京市丰台区卢沟桥城内街 39 号
邮　　编：100165
电　　话：(010)83893585　83896965
印　　刷：北京东君印刷有限公司
经　　销：新华书店
开　　本：787 毫米×1092 毫米　1/16
字　　数：180 千字
印　　张：14.5
版　　次：2011 年 3 月第 1 版　2011 年 3 月第 1 次印刷
书　　号：ISBN 978-7-80258-105-0/R·35
定　　价：25.00 元

写在前面

我的父亲任治平，是“臂穴按摩”和“分体对应穴”的发明创造者。他十岁致残，一个“残废”了的苦孩子，能成长为为人民服务的高级知识分子、享受国务院特殊津贴待遇的专家，这是一个艰难的历程。请大家从头认识一下我的父亲，还是由父亲自己做一下自我介绍吧。

1935 年，我出生在长春近郊贫民窟一个从山东(山东省费县西龙岗村)逃荒来的家庭里，我六岁时父亲就早逝了，孤儿寡母相依为命，苦熬岁月。1945 年“八·一五”东北光复了，孩子们像大人一样欢庆抗日的胜利，可是贫困的家境并没有什么改变。有一天我去捡煤渣，却捡来了厄运，因为弄响了一枚日军遗留下的炮弹信管，刹那间炸得我血肉模糊，炸瞎了双眼，炸飞了右手的四个手指，把我抛进了黑暗的深渊。为此，祖母吃不下饭，睡不着觉，七天后就含恨离开了人世。我挣扎在死亡线上，在母亲和姐姐及亲友的精心照顾下我终于从地狱之门逃了回来。

1947 年 4 月，我进了长春一家私立盲校——光明学校。音乐老师耐不过我再三的请求，答应我用残手试学拉椰胡，经过磨练我能够参加合奏了，尽管那椰胡的声音很低沉，微微弱弱，但是它却奏出了我独立意识的最强音!

我不甘心于做一个没有文化的盲艺人。1952 年的金秋，我和几个同学到上海盲校去求学，一切从头开始。首先要学习上海盲文——当时我国的盲文尚未统一，要学习盲文数学符号，还要加紧练习写字速度。我没明没黑地练啊练，盲字笔一次又一次地磨破了手指皮。终于磨出了老茧，跟上了一般人的写字速度。寒假里冻僵了手指，暑期间汗流浃背，这些我全然不顾，把自己关在宿舍里抄写盲文书，边摸边抄，先后抄写了毛主席的《矛盾论》、《实践论》，还有高中自然、地理等课本，装订成册，我爱惜地珍藏着。由于刻苦努力学习的结果，我的学习成绩提高得很快，第一学期各门功课只在六七十分之间，第二学期就一跃提高到平均 95 分以上，在全班名列前茅，并能对其他同学进行帮助了。

我相继学会了拉二胡、打扬琴等乐器，刘天华的二胡曲《光明行》，我每演奏一遍就会使自己心潮澎湃，激动不已。“功夫”就是成功的一半，进校一年后，我以优异的学习成绩和出色的器乐演奏赢得了全校师生的尊重。

1955 年春天，百花齐放，百家争鸣，经过层层选拔我参加了“上海市中等以上学生文艺汇演”。上海市人民大舞台以前曾名为“荣记大舞台”，我国的戏曲大师梅兰芳、马连良等名家名角曾在这里演出。我一个右手少了四个手指、“残废了”的盲孩子，能到这里参赛，是多么不容易啊！那天，我手持二胡，端坐在富丽堂皇的人民大舞台上；台下两千多名观众鸦雀无声，静如潭水；在陈水木同学钢琴伴奏下，那曲委婉激昂的《光明行》从我心底里升腾起来，时而宛如行云流水，时而好似金戈铁马。乐曲结束了，暴风雨般的掌声轰鸣着，我被火热的激动情绪包围着。我的演奏获得了二等奖，电台还特意录了音，并为上海人民播放，全校师生组织收听了录音。我的心就像那汹涌澎湃的大海久久不能平静。我离不开音乐了，是音乐磨练了我的灵魂，是音乐为我塑造了一个五彩缤纷的广阔世界。当初中毕业前，李校长告诉我学校首次把我评选为“甲等好学生”并准备保送我去北京深造时，我激动得彻夜未眠。离校时，我这个与命运奋力拼搏已经流不出多少眼泪的盲人，又禁不住泪水潸潸了。

我在北京的两年学习生活是紧张而有益的。我们的二胡任课教师是从中央音乐学院聘请来的刘天华的三弟刘北茂老教授，还有中央人民广播电台、新闻电影制片厂乐团的演奏家们。我的二胡演奏水平又有了新的提高。同时，我在学校还树立了为盲人事业献身的责任感。

1957 年我从北京盲训班毕业后，作为国家正式干部被分配到青海高原工作。我独立了，并且沿着一条坎坷的道路扬臂奏起了《光明行》！地狱之门离我远了，事业之门朝我打开着。可不是嘛，一个血迹斑斑的人，能够像正常人一样挺着胸膛站立起来，没有坚强的力量和勇气是不行的；一个右手有着严重残疾的人能够演奏出美妙的乐曲来，没有非凡的毅力和自信也是不行的；一个本来需要别人照顾的人，而今天能够为人民服务了，就此可以满足了吧?!我没有这样想，我认为一个残疾人如果做到“残而不废”，最大的障碍不是生理障碍，而是心理障碍。一个人要体现自己的价值，首先是他要为这个社会创造价值，其次还要努力争取平等、充分地参与生活，人们才会承认你的价值。

本来我是作为音乐专业教员分来西宁的，但是这里急需文化教师，我二话没说就改了行。我担任了西宁市盲训班的文化老师，从教盲文入手，什么语文、算术、唱歌，我都教。认真地备课，耐心地讲解。同时，埋藏在我的心底里要搞按摩的种子也在萌动。在北京学习期间我经常充当按摩班的实习对象，并留心体会各种手法，俗话说“艺多不压人”嘛。有一回，西宁市福利院有个院民患了坐骨神经痛，站也不是，躺也不是，痛得直打滚，我给他试着按摩不到半小时就治好了，我多高兴啊，从而增强了我学习按摩的信心。业余时间我一面继续练二胡，一面给人看病。

1960 年夏天，我和爱人调到互助土族自治县准备办盲校，不久我们的大女儿出生了，我们一家人居住在不到六平米的房子里，三口人偎依在一起倒也感到温馨。

鉴于盲校一时办不起来，我开始了自学按摩，边学理论，边给土族乡亲治病。农村的缺医少药，土族乡亲患病的痛苦，更促使我要立志搞好按摩这一行。要做一个医生谈何容易，首先要有扎实、丰富的医学基础理论；按摩大夫还要有一双完整的、强有力的手。这两条我都不具备。但是，我横下了一条心要做一个名副其实的按摩医生。我行吗？有人摇头，有人劝我不要自找苦吃，还有人干脆说“就凭他那残手，也搞不了这一行”。又是一个挑战，敢应战吗？有过坎坷经历的我，很清楚在自己面前从来没有铺满鲜花的路，只有艰苦跋涉。进取吧，进取！要相信自己是有生命力的。

决心已下，我买了许多医学书籍，如饥似渴地学了起来。当时盲文医书很少，就请别人一页一页地朗读汉文医学书籍，并做了许多心得笔记。

说到搞按摩我有一定的优势，盲人的触觉比较敏感，通过触诊，我会很快发现人体的微细变化；再说我多年苦练乐器，造就了左右手的默契配合，在施用手法中可以灵活地来运用，以弥补右手的生理缺陷。有些土族老乡觉得我的手有些神秘，“莫非他的手上有药”。不到三年的功夫，我在土乡就小有名气了，有的老汉骑着毛驴赶几十里山路来找我治病。

1962 年春，我来西宁办事，和我一起分来的老同学，突然得了眩晕症，天旋地转，站立不稳，我给他按摩了十几分钟，眩晕症立即消失了，从此他改变了过去不大相信“按摩能治病”的偏见。而且，写了一篇《一个外行搞按摩的故事》的通讯，刊登在 1962 年第六期《盲人月刊》上，在当时全国盲人界产生了一定的影响。

1964 年，我第一次参加了全国盲人按摩经验交流会，在会议上宣读了我写的第一篇学术论文——“推拿治疗小儿腹泻症的粗浅体会”。这个交流会，其实是一个以会代培的短训班，互教互学，以提升盲人按摩的整体医疗水平为宗旨。期间聘请了按摩专家进行学术讲座，如曹希珍、郑怀贤等。当年六月间，周恩来总理到广东视察工作，指示医务界要解决“病人腰痛，大夫头疼”的问题。消息传来，北京中医界及时安排了有关学术研讨会，许多按摩、针灸大夫在会上毫无保留地介绍自己治疗腰痛的经验，我们旁听了研讨会，受益匪浅。

开会回来后，我被调回西宁做了一名正式按摩大夫。为了力求按摩医术的精益求精，我一面临床实践，一面继续攻读，就是在文革期间我冒着被扣上走白专道路帽子的风险继续钻研，放弃了许多个星期日，请朋友来读医学经典著作。为了准确地掌握耳针穴位，我请人画了一张放大了的耳针穴位图，缝上塑料线，贴上盲文符号，就这样我掌握了密布在小小耳朵上近 200 个穴位，这对我以后发现“臂穴”起了一定的作用。

1975 年冬，我参加了卫生厅举办的新医正骨学习班，冒着零下二十五六度的严寒，整整 56 天风雪无阻，一次不落，我将新疗法与传统疗法融会贯通起来用到临床中去，提高了疗效，缩短了疗时和疗程。两年以后，我们到外地参观学习，许多兄弟医疗单位才开始推广新疗法，他们让我介绍这方面的经验，我感到了捷足先登的快慰。

经过十几年的临床实践，我深刻体会到按摩疗法不愧是祖国伟大医药宝库中的一颗璀璨明珠。它不仅能治疗一般的常见病，而且还能治疗许多的疑难症，我们有责任去进一步总结提高它，让它更好地为人们的健康服务，于是我在门诊工作中不仅仅只是用手去按摩，而是用心去体察按摩的灵魂。

1978 年初，我偶感风寒，咳嗽不止，自己进行自我按摩，在按压前臂的一个穴位时，我突然发现了手臂的秘密。人的手臂好似挂在两肩上的一个“长颈、短腿、大鼻子、独耳朵”的怪人，其穴位有规律地由上至下排列着人体各器官的相应点。接着是三个夜晚我似梦非梦，脑海里勾画着手臂的“人体缩影图”，一个个穴位好似一座座星座闪闪烁烁，启示着我。我将这些穴位起名叫做“臂穴”(即手臂的臂——臂穴)。我将这些臂穴立即运用到临床中去，结果取得了意想不到的疗效。有个女同志患偏头痛十几年，经各种疗法不见效果，我用臂穴在她肩头上一个穴位按压了二三分钟，仅两次就治好了。后来因她遇到悲伤的事又犯了病，我又给她按了一次疗效巩固了下来。大堡子有个农民，肋骨被拖拉机挤压成骨折，留下了肋间神经痛的后遗症，痛苦不堪。来我处治疗，我用臂穴在他前臂上按压了五分钟，也只两次就治愈了。我再也按捺不住内心的激动，乘胜追击，沿着我发现臂穴的思路继续探索，结果我又发现了人体间的相似形态及对应关系，具有突破性地发现了人体的四个血压点。这四个血压点具有双向调节作用，高血压病、低血压病都有一定的疗效。我把这些穴位起名叫“新调压穴”。

铁路系统有个女青年得了癔病性截瘫，两下肢萎软，不能站立行走，在某医院住了两个多月毫无效果。来到我处治疗，第一次按摩就大有好转，第二次治疗她就能够下地不用人搀扶自己行走了。又经过二十次的巩固治疗，她终于痊愈了。量具刃具厂有个老师傅得了高血压病，两下肢突然萎软，不能行走，中医把此病叫做“足痿症”。抬来我处进行治疗，也只按摩两次不用人搀扶就走出了诊所的大门，又巩固治疗了一个阶段，他愉快地回到生产岗位，辛勤工作着。

在有关单位和部门的支持下，我们还以“新调压穴”为题目搞了两个科研课题，先后通过了专家科学技术鉴定。其中一个课题获得了 1987 年青海省科学技术进步四等奖；另一个参加了在成都召开的“中华自然疗法首届国际学术讨论会”，进行了大会交流。

在探索的同时，我开始编写《臂穴按摩》一书了。白天上班忙，病人多，经常要加班，延长下班时间，我只好利用业余时间来写作。两个春秋每天四五点钟就起来写稿。“谁知其中味，字字皆辛苦”，八万多字的初稿，我先用盲文写出来，再让女儿翻抄成汉文字。两年的写作，几易其稿，孩子的节假日全被我占用了。然而，理解父亲的孩子们并没有什么怨言。全家齐心协力，辛勤劳作，直到《臂穴按摩》呱呱落地；当然这里也渗透着许多朋友和热心患者的帮助。

上面父亲介绍了他奋斗的历程，现在我加以补充。父亲的《臂穴按摩》一书由青海人民出版社于1986年6月出版，先后印刷了三次，这在青海省内科技类图书算是印数最多的。它被西北西南地区评为优秀科技图书二等奖之后，被收集到我国第一部《优秀科技图书要览》里，同李四光、竺可桢等著名科学家的著作一起向世人推荐。由上海丁继风、金一成等专家牵头编撰的六百多万字的《推拿大成》节选了《臂穴按摩》中的经典章节，因此父亲也就成了《推拿大成》的编委之一。《臂穴按摩》出版伊始，引起了广大读者和同道们的关注，雪片般的书信飞来我家，每当我们姐弟读给父母听时，我们自己就会感到无比的自豪和骄傲。

有些读者特别是同道买回书去不仅只是阅读一下，而是照方实践，青海省海西州茶卡盐场51岁的工人汇相昌，患高血压病多年。他读了《臂穴按摩》后来西宁向父亲咨询，父亲就将“新调压穴”如何掌握及其如何按摩的方法教给了汇相昌，让他回去后进行自我按摩。半年后，汇相昌专程来西宁告诉父亲：坚持自我按摩后，血压已由160/110mmHg降到了130/80mmHg，血压恢复了正常。2004年第一期《按摩与导引》杂志登载了一篇由辽宁省葫芦岛市按摩医生郭佳瑞撰写的论文——《手法治疗第三腰椎横突过长综合征临床体会》，他在施术过程中运用了"分体对应穴"，即在第五、六颈椎间旁开一寸处进行揉压约五分钟，提高了治疗效果，缩短了疗程。

1986 年 1 月 21 日中央人民广播电台一、二套联播节目广播了新华社播发的我父亲创立"臂穴按摩"的消息，这段录音父亲至今仍保存着。

2000 年 7 月间，我家来了一位从香港造访父亲的王先生。原来，他的爱人患神经性偏头痛已经十多年了，一疼就是几天，吃什么药都不见效。他想起了书架上有一本从当地三联书店购买的《臂穴按摩》一书，何不读一读，看看有没有治疗头痛的方法，因为王先生在大陆时曾当过"赤脚医生"，1979 年随华侨身份的父亲迁居香港。他按"臂穴"的方法在爱人的臂太阳穴、曲池穴上按压了五六分钟，他爱人的头痛马上止住了，又按了一次，疗效便巩固了下来。从此，他的亲友不管是胃痛还是妇科病都来找他治疗，有个居住在青岛的朋友还跑到他那儿求医呢。当他来到我们家，见到我父亲，就说："任老，您的书虽然不算厚，但都是'干货'，您真是毫无保留地贡献给社会了！"

父亲虽然已是年逾古稀的老人了，可他仍然积极接受新鲜事物；近年来，他利用盲用读屏软件自学了电脑操作，上网阅读古今中外一些名著，查询所需的资料并与网友上网聊天。有些网友在添加了他的网名后，知道他是青海西宁的，很多人就问："您认识任治平吗？"父亲总是幽默地回答："有点儿认识。"2007 年 10 月间，北京一位叫"彩虹"的网友，当她将父亲添加为好友后问："您是搞按摩的吗？要是的话您可要向你们当地的任治平老先生好好学习呀！他真的有绝招。"父亲问："你怎么知道？"她说："1990 年在北京开研讨会时，一位黄女士吃晚饭时被鱼刺扎在嗓子里，咳不出来，咽不下去。有人建议她赶快去找任老，结果任老先生在她胳膊上三弄两弄鱼刺很顺畅地咽了下去。”经她提醒，父亲想起了这回事：那位黄女士是大会工作人员，鱼刺卡嗓子后，在她前臂的升津穴处出现了一个绿豆大小的筋节，父亲在这里弹拨了几下，筋节就消失了，那位女士感到嗓子里咕噜了一下，鱼刺就咽了下去。

2009年9月，父亲给广西盲人按摩师进行远程讲课时，一位广西的孟艺先生介绍了他曾经运用臂穴按摩治疗的一个典型病例：1997年，孟先生在广西梧州市人民医院坐诊，一位中年妇女患牙痛病多日，牙科的患者多，她疼得又难以忍耐，孟先生就用臂穴“齿类对应点”给她进行按压治疗，仅七八分钟那位患者牙就不疼了，过了几天患者来医院告诉孟先生从那天治疗后牙就再没疼过，只是感到患侧的面部麻木了两天。当孟先生介绍完这一典型病例后，学员们纷纷要求再版《臂穴按摩》。

父亲在职工作近40年，取得过许多成绩，也有过挫折；有欢乐，也有烦恼；有过赞誉，也曾经被人误解过。但是，每当父亲取得一点小小成绩时，党和人民就会给他许许多多的荣誉：1978年父亲当选了西宁市政协委员，一直连任了五届；1981年父亲光荣地加入了中国共产党，实现了多年的夙愿；1984年父亲荣获省劳模称号，当父亲披红带花走过夹道欢迎的人群时，幸福之感难以言表；《中国残疾名人词典》是按照姓氏笔画排列条目的，父亲的名字紧随在华罗庚、华彦钧的后面；1991年4月间，中国国际广播电台用36种外国语言将父亲自学成才的事连同西宁市中医院的名字向全世界进行了广播。

特别使父亲难以忘怀的是，1991年5月9日那天，由中宣部、人事部等八个国家部委联合举办的“残疾人自强模范事迹表彰和报告大会”在北京人民大会堂隆重召开了，包括父亲在内的194名残疾人被授予“全国自强模范”荣誉称号，并受到了党和国家领导人的接见。

1993 年父亲晋升为主任医师，次年他又荣获了“享受国务院特殊津贴”的专家称号，此时我们全家都感到无比的幸福。

1996 年 6 月父亲 61 岁，由于健康原因他提前退休了，但他仍然担任许多社会工作，特别是 1998 年 7 月至 11 月间他被聘请为我国盲人医疗高级职称评审委员会委员并选为副主委，因为父亲是当时全国盲人按摩界唯一的主任医师。他不顾身体的病痛，多次往返于京青之间，很好地完成了任务。

我的父母，都是双目失明的盲人，他们有着自强不息的精神，这些都给我们姐弟潜移默化的教诲。父亲有一种不服输的精神，他总是克服生理的缺陷，把工作做得尽量的完美，他是能够驾驭自己命运的、柔中带刚的硬汉子。

父亲治学严谨，为振兴按摩事业不断攀登、不断创新，他自己最清楚自己。

当夜深人静的时候，清代著名学者王国维总结的治学三境界常常浮现在他脑海中：“昨夜西风凋碧树，独上高楼，望断天涯路”；“衣带渐宽终不悔，为伊消得人憔悴”；“众里寻他千百度，蓦然回首，那人却在灯火阑珊处”。父亲不断总结临床经验，不断用相关学科理论知识来丰富自己，用理论夯实经验，用经验丰富理论。这才有可能天道酬勤，蓄势待发，发明创造出“臂穴”、“分体对应穴”系统。

在母亲、姐姐、哥哥和朋友们的鼓励下，如今我开始对父亲的臂穴按摩以及他历年来写的多篇学术论文和临床笔记进行整理，编纂成《臂穴及分体对应穴按摩》新书，以传承弘扬父亲的学术思想，为按摩临床增添一朵小小的红花。尽管有父亲的指导、朋友的帮助，但由于自己的水平有限，心里总觉得忐忑不安。不过想到广大读者的期望及家人的鼓励，还有父亲勇于进取的精神，怎能不激励我鼓起勇气完成此书。

我们真诚希望本书出版后，对按摩医务工作者有所帮助，更希望患者能从中受益，使病痛得到缓解。

编者

2011年2月于青海西宁

目　录

第一部分 概论

第一章　按摩基础知识

第一节　按摩简介

“手到病除、妙手回春”，是人们称赞医生医道高明，一下手就能把垂危的病人治好的一句成语。然而，真的有一种治病方法倒是要用医生的妙手在患者体表进行手法施术，以达到治病的目的，这就是按摩疗法。

按摩又叫推拿或按跻，是祖国医学的宝贵遗产之一。人类在劳动和生活中，当遇到伤痛后就会本能地用手去抚摸而感到舒适的做法，就是按摩疗法的萌芽。两千多年前按摩已成为一种既可以治疗疾病，又可以健身防老的方法。早在春秋战国时期，就有人用按摩疗法给将士们治病。我国最早的医学经典《黄帝内经·素问·异法方宜论篇》在介绍治疗方法时说：“……中央者，其地平以湿，天地所以生万物也众。其民食杂而不劳，故其病多痿厥寒热，其治宜导引按跷。故导引按跷者，亦从中央出也。”《孟子·梁惠王上》说：“为长者折枝……”东汉经学家刘熙注《孟子》曰：“折枝，若今之案摩也。”案摩，与“按摩”同；故按摩又可用于人们消除疲劳而健身也。

从《汉书·艺文志》到《隋书·经籍志》所记载的古代中医书籍，有近300种、5300多卷，所流传至今者，已经很少。

在隋、唐时期，按摩已有很大发展，被列为“官医”，有按摩工、按摩师和按摩博士等职称。隋代巢元方等编纂的《诸病源候论》探求诸病之源、九候之要，列述了1700余症，为我国第一部病理专著。《诸病源候论·金创伤筋断骨候》中指出：筋伤后可引起循环障碍（营卫不通），创虽愈合，但仍可遗留神经麻痹和运动障碍的症状，并提出伤口必须在受伤后立即缝合。其中引用的“养生方”、“养生方导引法”等作为防治疾病的方法是该书的一个特色，由于《诸病源候论》的引用，不少内容才得以保存下来，后人也因此得以了解隋代及以前的导引按摩术。

唐代孙思邈所撰的《备急千金要方》，在其著作中倡导导引按摩，还记录了当时中国道教和印度的按摩术，具有一定的参考价值。除了记载有“黄帝内视法”、“迎气”、“调气法”之外，还在卷二十七专门记载了“按摩法”，其中包括了印度的“天竺国按摩”和我国道教的“老子按摩法”。孙氏所载的这些按摩法，是指自身运动与按摩，与我们当今所称的“自我按摩”在本质上是相同的。

这些文献记载了大量的隋唐时期及以前的导引按摩内容，具有很高的历史价值。唐王朝先后采取了一些恢复发展生产力的措施，尤其唐代交通事业较为发达，通过水路、陆路使中国的文化大量传播国外，而外来的文化也不断地被吸收和充实。在这种形势下，祖国医学也在国际间交流起来。天宝年间，推拿医学传入日本，以后康富著《按摩手册》传入法国被译成法文，几经演变，成为今日欧美按摩疗法的基础。

据传，宋代有一种“移病法”，即将生长在人体要害部位的病变导引到非要害部位进行治疗的方法，可惜此法已失传而无文字可考证。

元代（公元1279年至1368年）在医制十三科中，设有按摩正骨科。

到明代，按摩又有新的发展，已列为太医院十三科之一。此时，按摩更趋向专业化，尤其对小儿的推拿很有研究，有关儿科按摩的著作甚多，如四明陈氏著有《小儿按摩经》，龚云林著有《推拿活婴秘旨》等。

清代的按摩疗法，在前代的基础上又有进一步发展，在民间十分流行，也出现不少著作，如《推拿广义》、《厘正按摩要术》等。吴谦著《医宗金鉴·正骨心法要旨》，值得注意的是他把按摩正骨手法归纳为摸、接、端、提、推、拿、按、摩八法，而且强调了正确运用手法的重要性，就是必须先“知其体相，识其部位”，才能“一旦临症，机触于外，巧生于内，手随心转，法从手出”。

近百年来，由于种种原因，祖国医学得不到应有的发展，按摩也同样遭到了歧视和排斥。到解放前夕，从事此项医务工作的民间医师已寥若晨星。

新中国成立后，在党的中医政策的指引下，按摩疗法才如枯木逢春，获得了新生，先后在北京、上海、武汉等地成立了中医院和中医研究所，聘请按摩医师开设临床专科，鼓励他们著书立说，带徒弟。上海中医学院还开设了针灸推拿系，专门培养高级按摩医师。改革开放后国家对按摩推拿学极为重视，许多医学院校设立了针灸推拿系，还有的设立了中医正骨针灸学院；而且国家极其重视盲人按摩事业的可持续发展，1955 年在北京举办了盲人按摩训练班，专门培养盲人按摩医务工作者。以后河南、辽宁、山西、陕西等省也相继举办过类似的训练班，为我国医疗战线培养了一大批按摩专业人才。目前，盲人按摩工作者已遍布全国各地，为广大患者解除了许多其他疗法效果不佳的病痛，受到了人民群众的欢迎。

第二节　按摩的流派

按摩疗法，既不用吃药也不用打针就能治病。它妙就妙在医师的按摩施术方法应用上。按照手的姿势动作和用力方向，可将按摩手法分为八大类：即按法、摩法、推法、拿法、振颤法、弹拨法、敲打法和摇动法。其他如揉法、滚法、理筋、分筋等手法都是由上述八法派生出来的。同时，由于临床医生应用手法的不同，按摩也形成了许多流派。如以指压经穴为主的，称为点穴疗法（其中又可分为脏腑图点穴法，腹部五行点穴法和胸肋按压法）、指针疗法；以应用气功点穴的，称为内功按摩；以患儿手臂部为主要施术部位的，称为小儿推拿法；以治疗消化系统疾病为主的，称为小儿捏脊法，等等。此外，还有以防病保健为主，与练气功和打太极拳有同样作用的手法。

王雅儒的《脏腑图点穴法》利用腹部固定的数个穴位进行揉点，不管哪种疾病，其次序都不能打乱；只是在手法施术时，体会指下气血流动，而得以调节脏腑的阴阳平衡。曹锡珍老先生的“经穴按摩”几乎与针灸取穴相同，采用“治疗以治经为主，宁失穴勿失经”的指导原则。另外还有一种腹部“五行脏腑按摩法”：它只用上心火（巨阙）、下肾水（气海）、左肝木（左天枢）、右肺经（右天枢）和中脾土（中脘）等几个穴位，来调和脏腑阴阳气血平衡。按揉心火时特别禁忌阴虚火旺体质的患者，不要动其心火而带来不良反应。

“自我按摩法”，在古典小说《红楼梦》里有一段描述，一个小丫环用“鸳鸯槌”给贾母捶腿的故事，这就是旧时的一种器械按摩的形式。现代国外的机械按摩、电子按摩等新技术有了很大的发展，日本出现了一种“冰冻按摩法”，可以增强关节炎的治疗效果。在欧洲一些国家的现代化医院里则有“温水浴按摩”设施，以提高综合治疗的作用。英、美按摩界所采用的脊柱推拿手法，与我国以椎体旋转复位为主要治疗手段的正骨疗法颇为相似，它对骨伤科的许多疾病有着显著的疗效。

第三节　按摩治病的机理

按摩治病是通过手法作用于人体，使经络疏通、百节通利、筋骨舒展、营卫调和、脏腑和调、气血周流如常，而达到阴阳相对平衡。祖国医学和现代医学认为按摩具有以下作用。

一、舒筋活络，和调脏腑

按摩和针灸是一对孪生兄弟，均以经络学说作为指导治病的理论依据。人体的经络是一种生理现象，既可内连脏腑，又可外络四肢百骸，是气血运行的通路。若人体受到外邪的侵袭或脏腑发生病变都能侵及经络，使血瘀气滞。气血不通则痛，可用按摩手法舒其经，活其络，促使气血畅通。如胃痉挛（即心口痛）可按压脾俞、胃俞或足三里、大陵等穴位，肋间神经痛（即胸肋痛）可揉点太溪或太冲穴，均可收到止痛效果。

二、调节神经功能

神经系统是人体活动的主宰，各个组织器官均受其支配。当某一神经组织发生病变，它所支配的器官的活动便会发生紊乱。因此，按摩以手法来刺激神经末梢感受器，通过神经反射来调节其功能，促使恢复平衡。如按压腰部的命门、阳关或手部的劳宫穴，即能治疗妇女痛经病。

三、调节体液循环

人体正常的新陈代谢、生长发育和卫外抗病的功能，是通过体液循环来完成的。如果体液循环的活动失去平衡，人体就会患病。“按而流之、摩而去之”，按摩可以改善体液循环的功能，消除病患。如按中脘、放气冲、压缺盆、点极泉，都能使热流向肢体末梢放散，使病人感到轻快；又如指压曲泽下的升津穴，患者喉部会感到冒凉气，像吃了仁丹似的舒适。这些都是按摩促使体液输布得到调节的缘故。

四、舒筋活血，通利关节

人体的筋脉（如肌腱、韧带、滑膜、血管、神经等）和骨关节，因突然受外力作用而被损伤，或因积累性劳损或风寒湿所侵袭，以及随年龄增长而产生退形性病变，此时都会引起颈、肩、臂、背、腰、腿各部疼痛，甚者发生功能障碍，以至影响到生活的自理能力。如发生臀上皮神经损伤移位，就会引起腰部刺裂样酸痛，患者则出现弯腰、坐立、睡卧、翻身等困难。中医学称此病为“筋出槽”，用理筋、分筋、按压等手法，使出槽的筋归顺原位，症状也就随之消失了。在按摩临床实践中，患者被抬着进来，经治愈后又高高兴兴地走着出去的病例屡见不鲜。中老年人易发生颈椎病、肩周炎、腰椎间盘突出症、增生性脊椎炎等都可以用按摩来缓解痉挛，还纳错缝，消炎止痛，解除神经根的压迫症状，恢复脊柱力的内外平衡，使病治愈或稳定。

总之，经络和营卫气血的生理功能如能得到调节恢复，就可以使病理状态得到改善和缓解，直至恢复正常。按摩疗法就是在改善经络的生理阴阳平衡作用和调节营卫气血机能的基础上来达到治疗疾病的目的。

第四节　按摩的适应证和禁忌证

按摩的适应证是比较广泛的，笼统地讲，内科、外科、妇科、小儿科、五官科及骨伤科等许多疾病都适宜按摩。有些人误认为按摩只能治疗一些腰腿痛和筋骨病，其实不然。正如《黄帝内经·素问·举痛论》所说：“寒气客于肠胃之间、膜原之下，血不得散，小络急引故痛。按之则血气散，按之痛止。”临床实践证明，有许多胃痉挛、胆囊炎、慢性腹泻等病例都是按摩的适应证。王雅儒说：“点阑门，泻建里，治下腹诸般疾。”这是说通过按摩可以治疗小腹部的疾病。此外，按摩对一些妇科病也有良好的疗效，如月经不调、闭经、痛经、功能性子宫出血，以及白带过多等症，都可以通过循经走络、远隔取穴来按摩。

随着医学理论的发展和临床实践的不断丰富，按摩的适应证范围也在不断地扩大。过去一些被列为按摩禁忌证的冠心病、糖尿病、肾炎等，现在都成了按摩的适应证，而且有的病例还获得了令人满意的疗效。又如高血压、低血压病，施术者只要在患者四肢点按一两个穴位就可以对血压进行调节。

按摩还可以做到有病治病、无病防病，在预防某些疾病的发生方面具有显著的效果。如伤风感冒是人们常患的普通病，但有的人因体质虚弱，着凉感冒后缠绵不愈，通过按摩即能增强人体体质，缩短病程，减少发作次数。

按摩也适用于五官科的许多疾病，如复视、假性近视、急性结膜炎、神经性耳聋、鼻炎、风火牙痛（神经性牙痛），以及扁桃体炎等。

古人根据小儿服药困难而经络反应敏感的特点，运用按摩治疗小儿科疾病，称为小儿推拿法。凡是小儿感冒发烧、呕吐、夜啼、便秘、腹泻、消化不良和急慢性惊风等症都可以通过推拿来治疗。

按摩临床的大部分常见病是伤科疾病，即软组织损伤方面的疾病，主要是通过医生的双手在患者的体表施行各种手法来达到治病的目的。因此，施术者的触觉对人体的肌筋移位（筋出槽）和骨节开错等也就格外敏感。如治疗落枕、颈椎综合征、肩关节周围炎、腰椎间盘突出症、坐骨神经痛，以及闪腰岔气等症，其有效率可达90％以上。有些经中西医药物治疗无效的疑难病（如系颈椎疾病所致），一经按摩治疗，就能收到立竿见影的效果。

《黄帝内经·素问·举痛论》说："寒气客于经脉之中，与炅气相薄则脉满，满则痛而不可按也。"这里概括地指出了按摩的禁忌证。按摩的禁忌证有急性传染病、开放性软组织损伤、骨折、癌症、皮肤病，以及严重的心脏病和肝脏疾病等。根据中医辨证施治的原则，按摩的禁忌证也不是绝对的。即使是癌症患者，为了减轻病人的疼痛，也可以进行局部的镇痛按摩。同时，有些疾病虽属按摩的适应证，但在某些特殊情况下（如患者过饱、过饥、酗酒、劳倦过度，以及体质虚弱和妇女经期等），也可以列为按摩的暂时性禁忌。如对体虚患者就不适宜取那些易引起虚火上炎的穴位和揉补建里穴，妇女经期则禁取阳陵泉穴，以免引起突然停经等。

第二章　臂　穴

第一节　臂穴简介

穴位是针灸和按摩用来治病的刺激点（或反应点），是中医经络学说理论的重要组成部分之一。

人体的体表究竟有多少穴位？根据《黄帝内经·素问》一书记载有 365 个，这个数目恰好同阳历年的天数相吻合。这里说的 365 个穴位中，其实仅有 160 个穴位名，其中单穴位名 25 个，双穴位名 135 个。到了宋代，有些针灸专著，如《铜人腧穴针灸图经》和《十四经发挥》则记载有 354 个穴位名，这又和阴历年的天数相符。以后，出现的十四经穴（即手足三阴三阳十二条经络加上任、督二脉），才使经穴逐渐增到 361 个，其中单穴位名 52 个，双穴位名 309 个。在十四经穴之外，还有历代针灸家的经验穴，因各书记载不一，有些穴位在经络线上，有些则不在经络线上，终因发现较晚，故未列入经穴之列，而称它们为“经外奇穴”。这些奇穴也有着显著的治疗效果。1963 年陕西人民出版社出版的《针灸经外奇穴图谱》中就搜集了古今的经外奇穴 588 个。此后，郝金凯又把奇穴搜集至 1007 个。这可称为穴位的大全了。

另外，有一种“以痛为腧”的阿是穴，也叫天应穴或不定穴。这种穴位没有定处，既不同于十四经穴，也不同于经外奇穴，它在痛处取穴只治疗局部病变。因此，阿是穴的数目也就无法计算。此外，在人体的体表一定区域内还排列着一种可治疗全身疾病的特异穴位，如在一个小小的耳壳上就密布着这种穴位一百余个。有人把这种区域范围，称之为微针系统——任氏称它为“分体对应穴”。这样的微针系统，在人体表面除了上面所说的“耳穴”外，还有面针、鼻针、舌针、头皮针，以及胸肋按压穴等。随着祖国医学理论和临床实践的发展，穴位数目也在不断地增加。任氏在1978年发现的“臂穴”，将人的手臂视为人体的缩影，人体的各组织器官都可在手臂上找到它们的相应点。接着任氏又发现并揭示了人体各部位的“形态与穴位”的关系，认为人的体表就其反应点、刺激点而言，又可分为许多互相间有对应关系的小的整体，即称为“分体对应关系”。这些新穴位多数是原来所没有的，但有一部分与经穴、奇穴相重叠，不过它们在治疗上却有了新的内容。如足太阴脾经的漏谷穴与心脏相对应，故能治疗高血压和低血压病症。

由此看来，穴位有经穴、经外奇穴、阿是穴和分体对应穴四大类，而后一类穴，古人已早有论述，如输募取穴法和小儿推拿用穴均属此类。因此，人体的穴位有361个或加上经外奇穴有1368个之说就不够确切。我们是否可以这样认为：人体处处穴，穴穴紧相连，同频则相应，不同效不验。这就是说，人体的任何一点都可以作为穴位来刺激，但必须找出它们的内在联系，才能起到治疗作用。这并不奇怪，人体的穴位和其他事物都有一样的发展规律，不断地会有新的发现，针灸和按摩的临床实践也是如此。

第二节 臂穴定义

什么是臂穴呢？臂穴是分布在手臂部的所有穴位的总称。按照人体“形态与穴位”的对应关系，就人这个整体的刺激点、反应点来说，又可分作许多小的整体，即称为“分体”对应穴或对应点。臂穴就是这样的一个较完整的独立的分体对应穴关系。如果把人体的手臂看作人体的缩影，那么肩关节则代表人的头部，依次往下排列，则上臂为面、颈部，前臂为胸背部，手掌和手腕为腰腹部，食指、无名指为两足部。如果再将拇指、中指和小指屈曲相对，那么手臂就像一个站立的人。

臂穴的每一单穴位名，是根据与其所相对应的组织器官或各部位的解剖名称来命名的。如上臂屈肌面平腋横纹处的眼点，即是眼目的对应点；肱骨内外上髁连线中点的天井穴，即是第七颈椎的对应点等等。为了清楚起见，可在每一相应点前面加上一个“臂”字来标明，如臂眼点、臂颈七或写作臂 C_7。

循行在手臂上的手三阴经和手三阳经的经穴共有 73 个（不包括经外奇穴在内）。因此，许多臂穴相应点同经穴的位置是相重叠的，为了避免混乱，便于记忆，仍采用原经穴名。例如，臂贲门点与心包经腕横纹处的大陵穴相重叠，故仍称它为大陵穴；子宫在手部的相应点与劳宫穴位置相同，故仍称为劳宫穴。不过，在介绍有些臂穴与经穴相重叠时，则在臂穴后面划一等号来注明相重叠的经穴，以供读者辨证取穴时灵活运用。

臂穴的另一种取穴形式，是将处于体表各部位的针灸要穴移植到手臂部的相应部位来运用，称为同名植穴法。如印堂穴移植到肩头前即在原穴位名前加一个“臂”字，就成了臂印堂穴等。

此外，在后面介绍的穴位中，有时会遇到一些小儿推拿的专用穴位，有的呈线穴（从一穴到另一穴的连线上进行手法施术），它们都有专门的操作手法和治疗功效，故仍然采用原穴名。如清天河水，就是在前臂屈侧面心包经的曲泽穴至大陵穴或劳宫穴的连线上，具有清三焦热的作用。这些穴位不仅对小儿有作用，而且在治疗某些成人的疾病时也具有良好的疗效。

第三节　臂穴穴位

臂穴的取穴方法比较简单，只要搞清人体各组织器官在手臂的相应区域，按照两者的比例进行定穴即可。上臂部从腋横纹作 9 等份（见图 1），前臂伸侧面近端至远端尺桡关节的距离，亦作 12 等份，同 12 个胸椎相对应。余者类推。

手臂代表人的整体，两上臂的部位不是对称的，而是相反的。因此，先以左手为例，只要掌握了左上肢的臂穴位置，右手臂穴位也就迎刃而解了。

一、臂穴头区

左上臂屈侧面腋横纹向上绕至肩峰向下至腋后纹下二寸为头部，主要穴位有：

臂神庭
臂印堂
前额
臂内耳点
左耳（背侧）
左眼点
天泉
天府
侠白
（臂大脑点）极泉
鼻区
肩上点
青灵
扁桃体
少海
尺泽
口腔
（甲状腺点）泽前
曲泽
升津
气管
臂缺盆点
泽下
左肺
右肺区
心律
左肺区
乳房
臂心齿点
孔最
调压穴
冠心点
内关
膈
胃
胆
横结肠
肝
小肠
子宫
肾区
直肠
前列腺
右下肢
左下肢
冲任原点

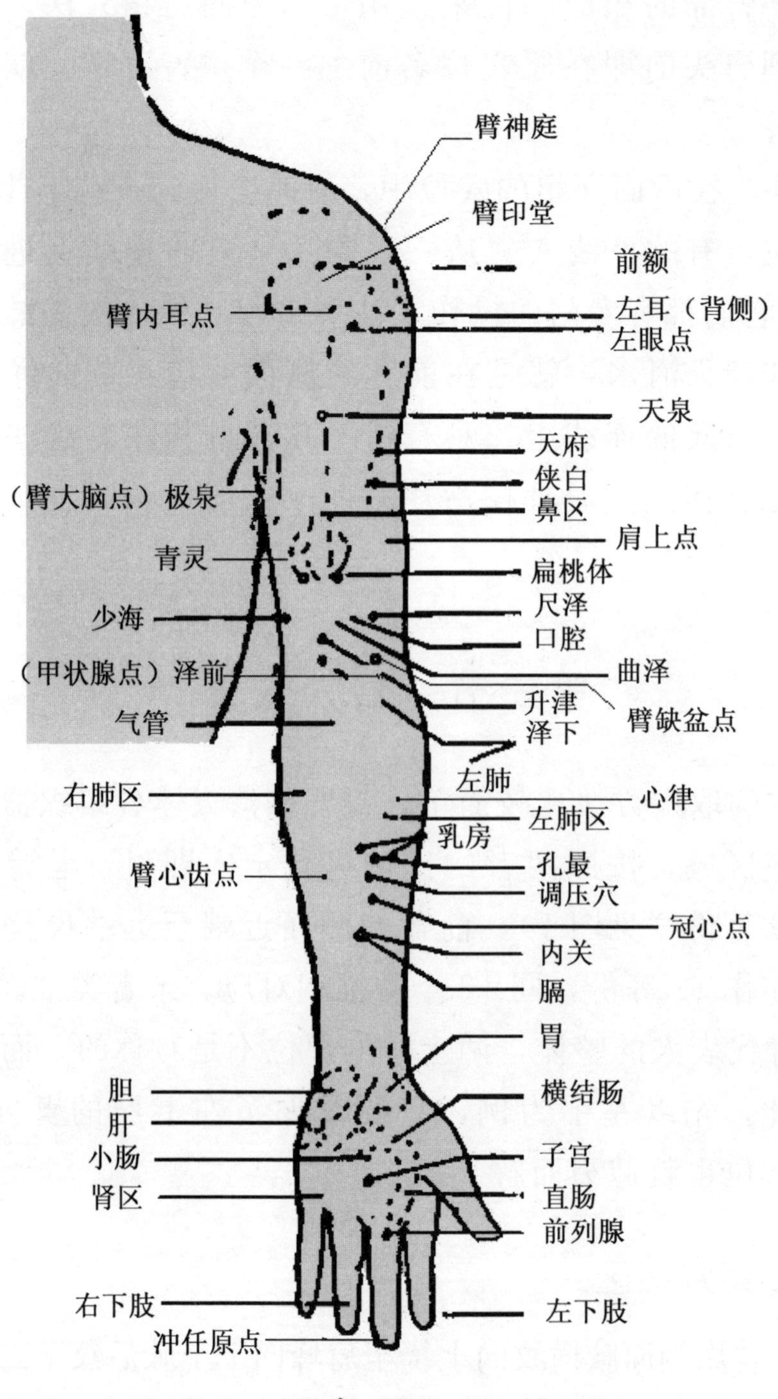

图1　左上臂

（一）臂印堂＝抬肩（奇穴）

取穴法：肩头前下突起处，肱二头肌腱正中，腋横纹上约二横指（见图 1）。

主治：头晕、前额痛、臂不能上举。

手法：用揉按点法，以病人有酸胀感为度。操作时患者前额处有时有热感，时间为一至二分钟。

（二）臂神庭

取穴法：肩峰外两横指，向前约两横指处（见图 1）。

主治：头晕、头痛、伤风感冒。

手法：用揉点法，时间为一至二分钟。

（三）臂百会

取穴法：在手阳明大肠经巨骨穴、肩髃穴连线中点处（见图 2）。

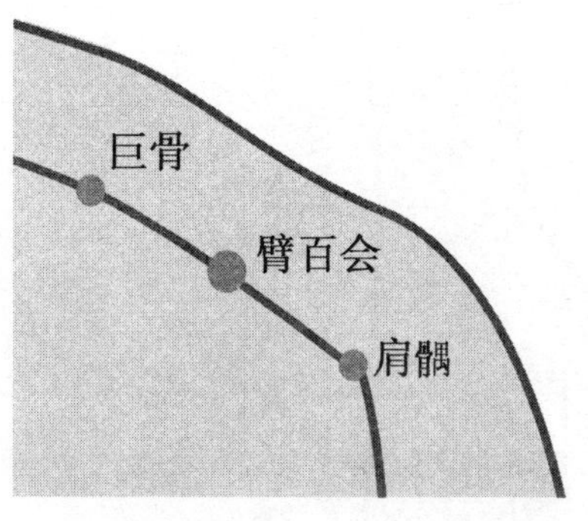

图 2　右上臂

主治：头晕、头昏，按此穴有益于提振患者的精神。

手法：患者正坐，术者立于后或坐其后，用拇指或中指揉点，时间为一至二分钟。

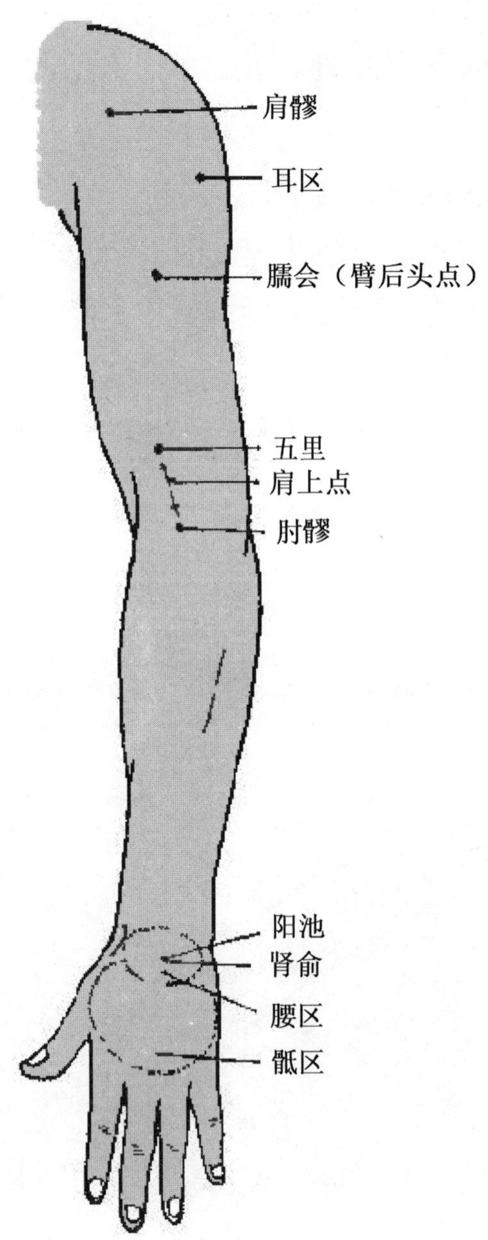

图 3　左上臂外侧面、前臂伸肌面区

（四）臂后顶

有两穴——肩髎穴（手少阳三焦经穴）、肩贞穴（手太阳小肠经穴）。

取穴法：肩髎穴在肩峰突起后下部肩膊关节，肩髃穴后约一横指，此为外臂后顶点；肩贞在肩关节后下方，后腋缝端上一寸，比前一穴斜下约二寸许（见图 4）。

主治：头痛、耳鸣、头鸣、耳聋、肩臂麻木、缺盆肿痛。

手法：在上两穴一段找出压痛点或筋节（阳性反应物）进行揉拨、按压，时间三至四分钟。

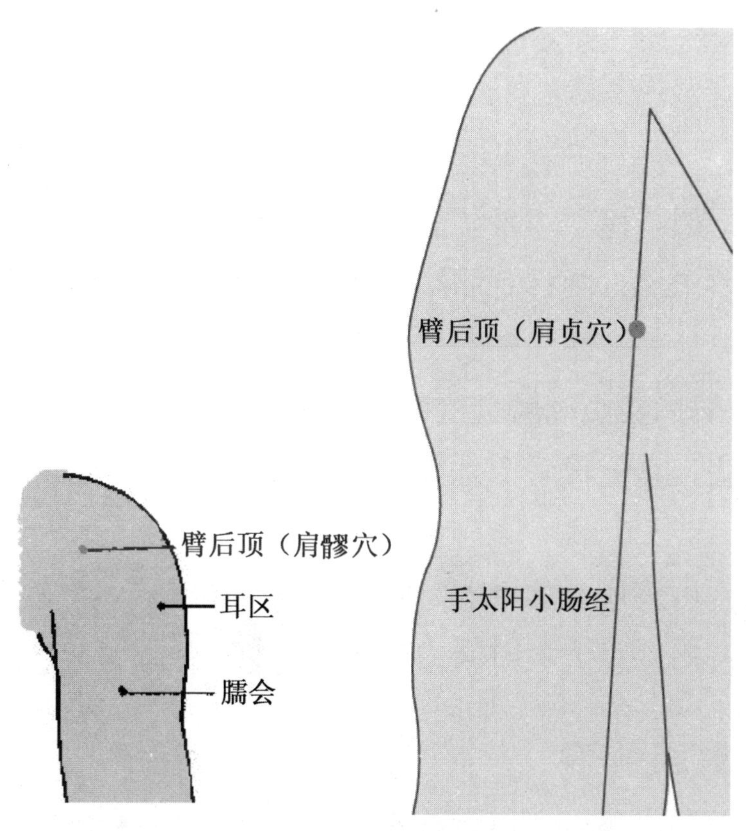

图 4 左臂为例

（五）臂后顶点＝肩髎（手少阳三焦经穴）

取穴法：在肩峰突起后下部，肩膊关节处，斜举臂取穴（见图 4 ）。

主治：后头痛、肩臂痛。

手法：用拇指点按，时间为一至二分钟。

（六）臂太阳

取穴法：在手阳明大肠经肩髃穴三角肌上部，肩峰与肱骨大结节之间，上臂外展平举时肩前呈凹陷处稍前下方（见图 5）。

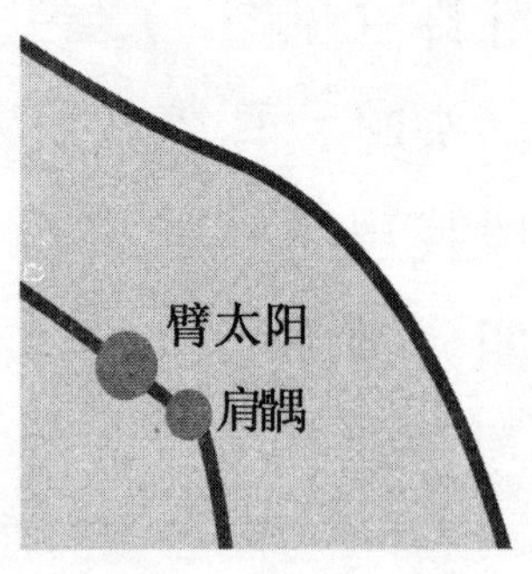

图 5 右臂为例

主治：偏头痛、头晕、牙痛、眼病。

手法：用揉点法，有筋结者揉散为度。揉点时病人可觉患部发凉，效果最佳，时间约为二至三分钟。

（七）臂后头点＝臑会（手少阳三焦经穴）

取穴法：在上臂后侧外面，从肩头后侧端直下三寸处（见图3）。

主治：后头痛、颈椎病、眩晕、肩痛。

手法：用揉点法，时间为一至二分钟。

二、臂面颈部

上臂屈侧腋横纹至肘横纹作九等份为臂穴的面部和缺盆部所在区域；上臂伸侧面即肱骨内上髁、外上髁连线至腋后横纹下二寸的一段为颈部。

（一）臂鼻区

取穴法：平腋前横纹肱二头肌腱，肌腹约七寸长的一段为臂鼻区，呈线穴（见图 1）。

主治：本穴有舒风散寒、通筋活络的作用，反复揉捏可治疗伤风感冒、鼻流清涕、鼻塞不通气，其中多揉捏其下段则止清涕，揉上段则治鼻塞。此外，亦可用于肩周炎、臂不能抬举等症。

手法：用拇指、食指、中指相对揉捏法，时间为三至四分钟。

（二）臂耳点

在上臂外侧肩关节下，三角肌下三分之二一段区域。

取穴法：在肩关节下，三角肌下三分之二部，外展上臂三角肌隆起处（见图1）。

主治：耳鸣、听力降低、头痛、头晕。

手法：揉点法时间二至三分钟。

（三）臂内耳点

取穴法：腋窝下上臂内侧与臂耳点隔肱骨相对取穴（见图1）。

主治：耳鸣、听力降低、头痛、头晕。

手法：揉点法时间二至三分钟；上两穴也可同时揉按。

（四）臂大脑点＝极泉（手少阴心经穴）

取穴法：腋窝中动脉前缘（见图1）。

主治：头痛、脑梗死、失眠、肋间神经痛、臂不能上举、肩痛。

手法：举臂用拇指向上揉按二至三分钟。

（五）臂丝竹空点

取穴法：在肱骨大结节内侧缘，隔骨与臂太阳点相对，肱二头肌腱与喙肱肌腱之间，手太阴肺经云门穴外下方是穴（见图6）。

主治：头痛、头鸣、耳鸣、眼痛。

手法：拇指揉压二至三分钟。

（六）臂眼点

取穴法：本穴位分布在上臂屈侧面平腋横纹、肱二头肌腱两侧缘，其中外侧缘为左眼点，内侧缘为右眼点（见图1）。

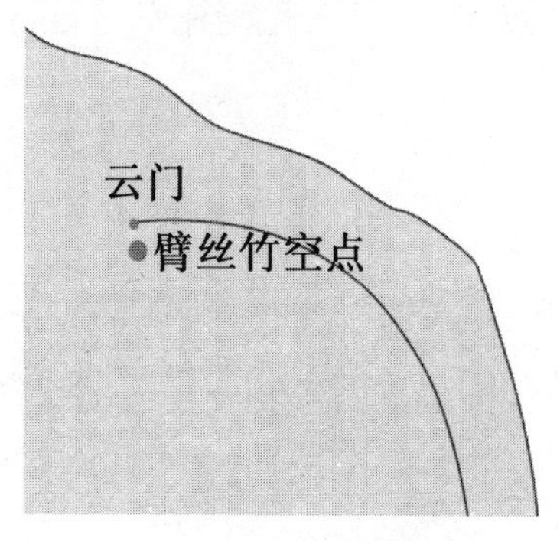

图 6　右臂为例

主治：眼睑痉挛（即眼皮跳）、近视眼、复视、视物不明等眼病。

手法：以拇指轻轻揉压臂眼点部，治疗眼睑痉挛。中度量按压臂眼点部，有热感或凉感时（以凉感效果最佳），治疗近视眼、复视、视物不明等。

（七）臂面颊点＝天府（手太阴肺经穴）

取穴法：在腋下三寸，臂臑内动脉中，即臂前外侧面的上部，当平齐腋前纹下三等份（寸）处；亦可采取简易取穴法，即臂前平举，以鼻尖接触之处便是（见图 1）。

主治：面神经麻痹、三叉神经痛、鼻衄、哮喘、肩臂部疼痛等症。

手法：拇指揉点，时间为一至二分钟。

（八）臂迎香＝青灵（手少阴心经穴）

取穴法：肘上三寸，肱二头肌内缘，伸肘臂取之（见图 1）。

主治：鼻衄、不闻香臭、头痛、目黄、肋痛、肩臂不举等症。同时本穴又是对侧胸锁乳头肌相应点（呈线穴）之上端，故亦用于右侧胸锁乳突肌筋僵硬、头颈回顾困难及颈椎病等。

手法：以拇指按压取之。

（九）臂胸锁乳突肌相应点（线穴）

取穴法：在上臂屈侧下三分之一段，并行于肱二头肌外侧肱肌外缘，即在五里穴向内至曲泽穴一段，屈肘取之。

主治：各型颈椎病，尤以颈型颈椎病、颈部肌肉僵硬、头颈旋转困难等症为适宜。本穴有行气活血、松解痉挛作用，故治疗时术者可边施手法，边令患者做颈部旋转活动，以出现颈部轻松感为度。

手法：用拇指揉拨，时间约三至四分钟。

（十）臂缺盆点

取穴法：肘横纹上与肱肌腱外缘形成的三角区域内，为臂缺盆点（见图1）。

主治：颈项僵硬、亚甲炎、缺盆部热肿痛、咽炎。

手法：揉按二至三分钟。

（十一）臂斜方肌相应点（线穴）＝肘髎至五里一段（手阳明大肠经）

取穴法：肘上一寸至三寸，臂部后外侧面的下段（见图3）。

主治：落枕、颈椎病、头不能向病侧环顾、肘臂疼痛不举等症。

手法：用拇指揉点或揉拨，时间约为二至三分钟。

（十二）臂风府穴

取穴法：在臂臑穴内侧，即曲池穴上七寸，三角肌后下缘至凹陷处。本穴为第一颈椎的相应点。

主治：伤风感冒、头痛、颈椎病。

手法：用拇指揉点，时间为一至二分钟。

（十三）三、四颈椎相应点＝消泺（手少阳三焦经）

取穴法：正坐自肩端后侧直下，从肘尖上四寸五分处取穴（见图7）。

主治：颈椎病、落枕、头部后仰困难、头痛等症。

手法：用拇指揉按，时间为一至二分钟。

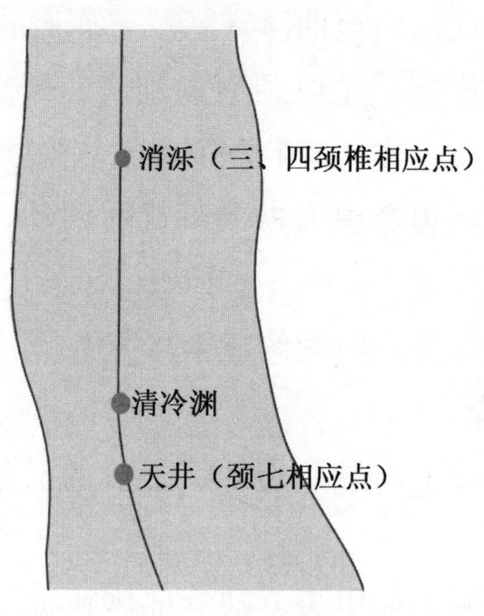

图 7　右臂伸肌面

（十四）颈七相应点＝天井[①]（手少阳三焦经穴）

取穴法：在肱骨后面，鹰嘴突起的上方凹陷中，微曲肘取之（见图 7）。

主治：头痛、颈痛、屈颈困难、肩肘病、喉痛。本穴按压时有的患者可在第六、七颈椎处感到发热，并向四周放射而至全身发热。

手法：用拇指揉点或揉拨，时间为二至三分钟。治疗项韧带剥离有显效。手法之补泻，应根据患者体质虚实和病变部位的软硬灵活掌握。如项韧带呈现骨化样硬结，就应先用泻法，再用补法；项韧带呈现松散条索状，则用补法。

（十五）臂左齿点＝尺泽（手太阴肺经穴）

取穴法：在肱桡关节部，当肱二头肌腱的外方，肱桡肌起始

---

① 以上各颈椎的相应点从臂风府至天井穴可连成一条线，称之为“颈椎线”，对治疗项韧带剥离有显著疗效。手法之补泻，应根据患者体质虚实和病变部位的软硬灵活掌握。如项韧带呈现骨化样硬结，就应先用泻法，再用补法；项韧带呈现松散条索状，则用补法。

部，有桡侧返动脉，分布着桡神经和前臂外侧皮神经（见图1）。

主治：上下牙痛、咯血、咳嗽、哮喘、鼻衄、流涎、胸痛、胸肋胀满、肩周炎、手臂不能举、手指麻木、小儿惊风、遗尿、虚劳、闭经、无脉症、急性吐血等。

手法：用拇指揉压，时间为一至二分钟。

（十六）口腔点＝曲泽（手厥阴心包经）

取穴法：在肘部掌侧横纹中点，相当于肱二头肌腱的尺侧缘，可摸到肱动脉波动处取穴（见图1）。

主治：口唇生疮、生热烦渴、口干逆气、胃脘痛、呕吐、腹泻、呕血等。

手法：用拇指揉拨点按法，时间二至三分钟。

（十七）臂右齿点＝少海（手少阴心经穴）

取穴法：在肘部前面的肘横纹尺侧端，当肘关节屈曲成90°时，于肱骨内上髁的前面，曲肘凹陷处取穴（见图1）。

主治：寒热齿痛、流涎、目眩、发狂、癫痫发作、手肘挛痛、腋下肿痛等症。因本穴有清热滋阴作用，故亦能用于治疗眼充血、鼻出血等。此外，在治疗三叉神经痛时，可在本穴至曲泽一段找到筋结，进行揉点有良效。

手法：用拇指或中指揉点，时间为一至二分钟。多数人对本穴出现的酸胀感反应较敏感，故按压时以患者能忍受为度。

（十八）扁桃体点

取穴法：在曲泽穴两边，肘横纹稍向上半横指，用拇指、食指或中指对压在肱二头肌腱的两侧，均向中间用力（见图1）。

主治：扁桃体炎、口干等症，并以患者喉部出现热感或凉意，以及吞咽疼痛减轻为度。

手法：用拇指、食指、中指相对按压。

(十九) 升津穴

取穴法：在曲泽穴下一横指，屈肘肱二头肌腱隆起处（见图1）。

主治：因本穴有生津滋阴作用，故能治疗扁桃体炎、咽炎、声音嘶哑、口渴、舌干、梅核气等。

手法：用拇指按压大筋下向内用力，时间为一至二分钟，并以患者嗓子出现凉意为最佳。

(二十) 甲状腺点＝泽前（奇穴）

取穴法：与臂升津穴位置基本相同，不过拇指按压时不要向内用力，而是偏向桡侧用力（见图1）。

主治：甲状腺肿大、上肢麻痹、前臂痉挛等。

手法：用拇指按压。

三、臂胸背区

左前臂为臂穴的胸背相应区，伸侧面的肘横纹至腕横纹为胸部相应区，划分为十二等份；在背面，从近端尺桡关节至远端尺桡关节划一纵线，亦划分为十二等份（寸），分别为十二个胸椎的相应点，肘窝部为口腔和缺盆的相应区。

(一) 肺点

取穴法：左右有两穴，即左肺点在肘横纹桡侧端下四寸，直对食指；右肺点与左肺点隔心包经相对，尺侧肘横纹下四寸（见图1）。

主治：胸痛、气管炎、肺热、鼻干、口臭，尤以右肺点效果最佳。

手法：以拇指揉点，时间为三分钟。

(二) 胸大肌点＝泽下（奇穴）

取穴法：位于前臂屈侧的肱桡肌外侧缘，肘横纹下二寸（见

图1)。

主治：胸大肌痛、肩臂痛、牙痛。

手法：以拇指按压，时间为一至二分钟。

(三) 心律

取穴法：在左肺点与胸大肌点连线的中点处，即尺泽穴下三寸(见图1)。

主治：心动过速。

手法：以拇指按压，时间为三至五分钟。

(四) 乳点=孔最(手太阴肺经穴)

取穴法：在前臂区侧面近桡侧缘，腕横纹上七寸，尺泽穴下五寸处(见图1)。

主治：胸痛、乳痛、乳腺炎、乳腺增生、热病汗不出、咳嗽、哮喘、咯血、咽肿、失音、臂痛屈伸困难和头痛、眼疾等症(与本穴隔心包络经相对平行处为右乳点，可治疗对侧胸部、乳部疾患)。

手法：以拇指揉点为主。

(五) 调压穴(血压点)①

取穴法：在前臂掌侧面近桡侧缘腕横纹太渊穴直上五寸，孔最穴下二寸，桡侧腕屈肌腱外，肱桡肌、旋前圆肌下陷中(见图1)。

主治：高血压、低血压及其所引起的头昏、眼花、耳鸣、胸闷、恶心等症。揉点时，以顺时针方向旋转可升高血压，相反，以逆时针方向旋转则起降低血压作用。

手法：以拇指揉点，时间为半分钟至两分钟。

---

① 右臂调压穴在右前臂屈侧面的尺侧缘，神门穴上五寸，其手法和主治症与本穴相同。

(六) 臂膻中＝郄门穴 (手厥阴心包经)

取穴法：在前臂屈侧面直上五寸，掌长肌腱与桡侧屈腕肌腱之间（见图 8）。

主治：因本穴有开胸化痰、宣肺止咳作用，故能治疗心肺疾患、胸痛、肋间神经痛、呕血、鼻衄、五心烦热等症。

手法：以拇指或中指按压，时间为二至三分钟。

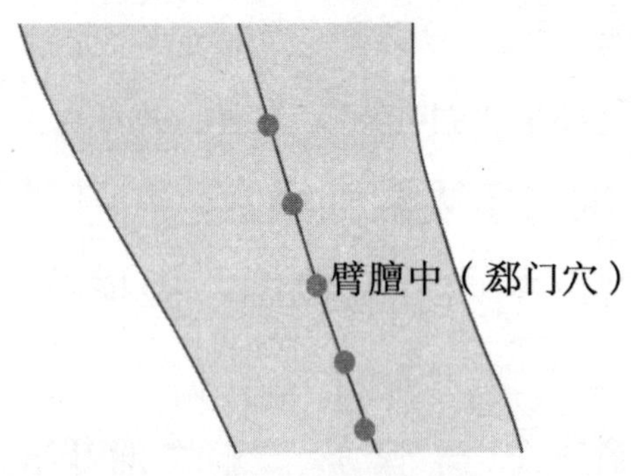

图 8　左前臂

(七) 冠心点

取穴法：在前臂掌侧面，腕横纹上四寸，肺经与心包经之间（见图 1）。

主治：冠心病、心绞痛、心悸等症。

手法：以拇指揉点，时间为二至三分钟。

(八) 心点＝内关 (手厥阴心包经)

取穴法：在腕上二寸两筋间陷中，即郄门穴下三寸处（见图 1）。

主治：心绞痛、气管炎、肘挛、中风、小儿惊厥等症，并对感冒、咳嗽亦有效。

手法：以拇指揉点，时间为二至三分钟。

(九) 臂心齿点

取穴法：左右手调压穴为该穴——即左臂神门穴上五寸为心齿点；右臂则在太渊穴上五寸（见图 1）。

主治：轻度脑梗死、小中风、心梗引起的齿痛。

手法：用拇指按压法约三分钟。

（十）臂气管和食道点（呈线穴）

取穴法：在前臂屈侧面正中线，即心包经曲泽穴下二寸至间使穴中间的连线为气管食道相应点（见图 9）。

主治：气管病、咳嗽、多痰、食道病等。

手法：以拇指揉拨可治疗气管病、咳嗽、多痰，以拇指重按揉拨，则治疗食道病。若在此段穴位上触到筋结（阳性反应点），作为重点施术穴位则治疗效果更为理想。时间约为三至四分钟。此外，本穴还具有温热祛寒、补益虚损的作用。

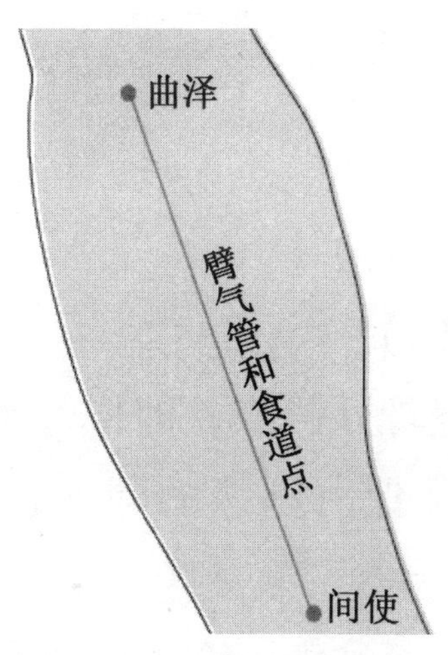

图 9　左前臂为例

（十一）三关穴（小儿推拿用穴）

取穴法：在桡侧腕横纹至肘横纹曲池处，称为推三关，若在此连线的中点处用拇指揉按，则叫点三关。前者为线穴，后者也可称为“臂大包穴”。

主治：胸痛、肋间神经痛、身热汗不出、疱疹不发及脾虚腹泻、消化不良。

手法：用拇指揉按法。

(十二) 六腑 (小儿推拿用穴)

取穴法：在前臂屈侧面尺侧缘，即手少阴心经少海穴至神门穴一段经络，呈线穴。用多指或小鱼际推之，称为“退下六腑”。本穴有清凉退烧作用。

主治：感冒发烧、下寒上热、便秘、心烦。

手法：用拇指揉按法。

(十三) 天河水 (小儿推拿用穴)

取穴法：在前臂屈侧面正中线，即从大陵至曲泽穴之间的连线上，沾凉水来回推之为一下，每次可推 300～500 下，曰“清天河水”；也可从掌心劳宫穴推至曲泽穴，或沾凉水拍打，名曰“打马过天河”。

主治：感冒、发烧、虚火上炎、鼻衄、齿衄、烦热、口渴、尿赤。本穴有清热滋阴、祛烦、止咳、利尿作用。

手法：用推法、拍打法等。

(十四) 肋点 (线穴)

取穴法：在前臂桡骨外侧缘，即桡骨小头至桡骨茎突的连线上，称为左肋点；在尺骨内侧缘的同一连线上，则称为右肋点(见图 10)。

主治：肋间神经痛、岔气，亦可按病变部位对应施术。

手法：以拇指揉按或多指揉捻，时间为三至四分钟。

(十五) 肩臂点＝曲池[①] (手阳明大肠经)

取穴法：屈肘后，在肘横纹外端凹陷中 (见图 10)。

主治：肩臂痛、头痛、头昏、感冒发热、腹痛、目赤等症，亦可配取臂太阳穴治疗偏头痛。本穴有清脑降浊气作用。

手法：用拇指揉点，时间为一至二分钟。

---

① 用于本穴的三种手法亦适用于成人，但手法应稍重些，才能取得满意效果。若改用揉按其连线的中点处，则作用更佳。

(十六) 臂大椎

取穴法：在前臂背侧面近端尺桡关节间隙上方凹陷中（见图10）。

主治：颈椎病、汗自出、手臂颤抖。

手法：用拇指揉点，时间为一至二分钟。

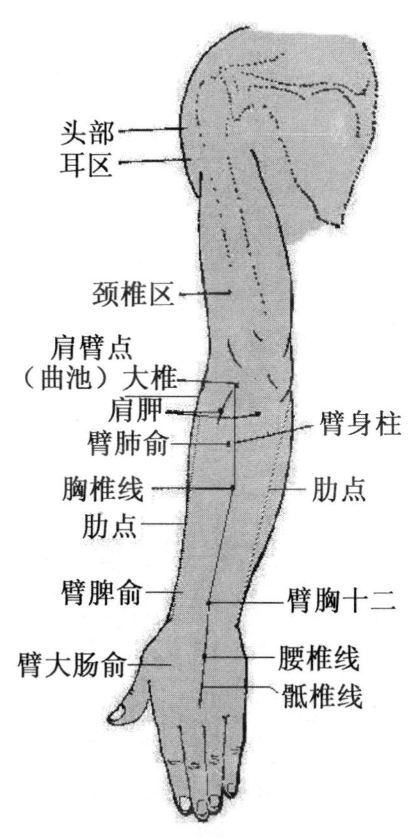

图10 左臂伸肌面

(十七) 胸椎线

取穴法：在前臂伸侧面尺桡骨间近端关节至远端关节的连线上，即手少阳三焦经络的前臂一段，按十二等份，划分为十二个胸椎的相应点（见图10）。

主治：咳嗽、恶心、胸背痛，亦可用补的手法治疗胸椎脊上韧带剥离。

手法：用拇指按压或揉拨，时间为一分钟。

（十八）臂肺俞

取穴法：在臂身柱穴旁稍离开约半横指，即鹰嘴下四横指处（见图10）。

主治：伤风感冒、气管炎、手臂颤抖、直腿抬高困难等。

手法：以拇指按压，时间为一至二分钟。

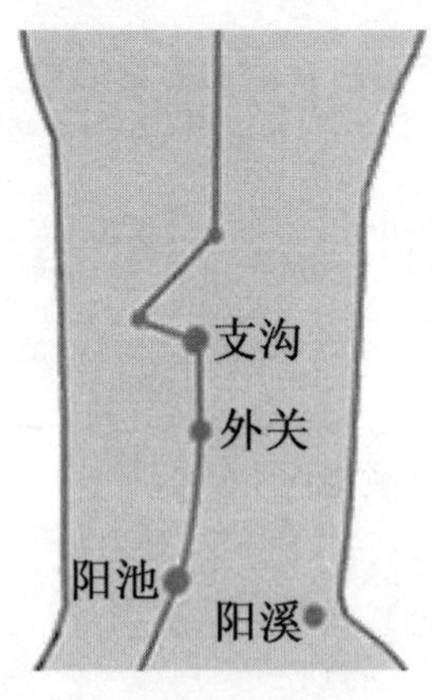

图11　左前臂区

（十九）臂筋缩＝支沟（手少阳三焦经）

取穴法：在前臂背侧面腕上三寸，尺桡骨间，外关上一寸（见图11）。

主治：肋间神经痛、耳鸣、耳聋。

手法：以拇指按压，时间为一至二分钟。

（二十）臂胸十二

取穴法：在前臂伸侧面尺桡远端关节间隙稍上一点的凹陷中（见图10）。

主治：后头痛、颈项痛、腹痛。

手法：以拇指或中指按压，时间为一至二分钟。

（二十一）臂脾俞[①]

取穴法：在手阳明大肠经偏历穴下一寸，即桡骨茎突后外上

① 臂胃俞在此穴下一横指处。主治同臂脾俞，亦可两穴合用治疗胃痉挛。

约二横指处（见图 10）。

主治：消化不良、腹泻、腹胀。

手法：以拇指按压，时间为二至三分钟。

四、臂腹部区

从掌侧腕部至掌心一段为上下腹部相应区。

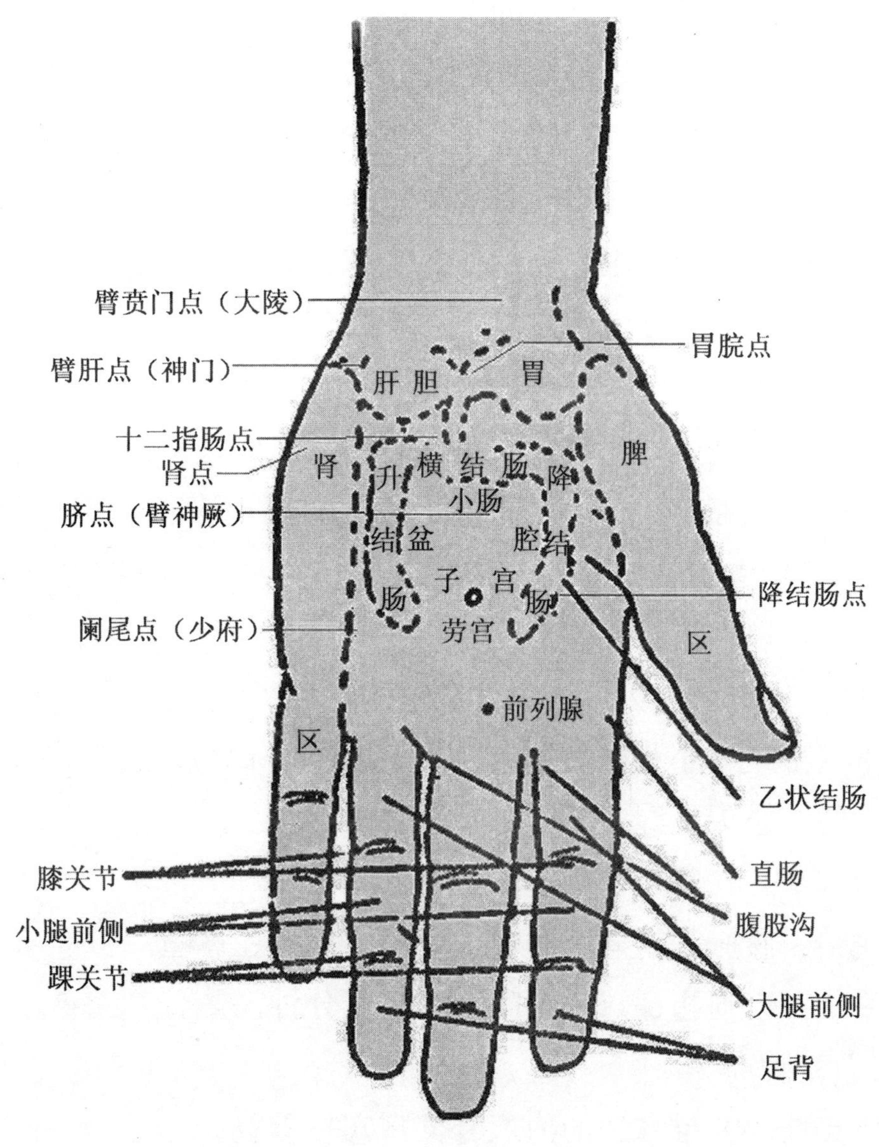

图 12　左手掌面区

（一）臂贲门点＝大陵（手厥阴心包经穴）

取穴法：在掌后腕横纹两筋间陷中（见图 12）。

主治：胃痉挛、消化不良、口臭、胸闷、嗳气、前头痛。在施术时，本穴易出现筋结（阳性反应物），即胃病的反应。此时用拇指或中指揉拨，则筋结立即松软或消失，尤对急性胃脘痛有疗效。此外，本穴还有宁心安神、宽胸和胃的作用。

手法：以拇指揉拨，时间为二至三分钟。

（二）臂肝点＝神门（手少阴心经穴）

取穴法：在腕横纹尺侧端，尺侧腕屈肌腱的桡侧凹陷中（见图 12）。

主治：心烦、失眠、肋胁痛、健忘、掌心热、便秘。

手法：以拇指揉按，时间为一至二分钟。

（三）胃脘点＝小天星（小儿推拿用穴）

取穴法：在手根正中大小鱼际间的凹陷处（见图 12）。

主治：腹胀满、胃脘痛、嗳气、胸闷、腹泻、消化不良、尿闭。

手法：以拇指按压揉点，时间为二至三分钟。

（四）胃区＝小天星（小儿推拿用穴）

本穴部位与小儿推拿用穴的坎宫穴同一部位。臂穴的胃区包括了大陵、小天星等穴。

取穴法：在掌心手根前陷中（见图 12）。

主治：腹胀、胃痛、肠鸣、腹泻、牙痛、鼻衄。

手法：以拇指揉点，时间为二至三分钟。

（五）脾点

该点与小儿推拿法的内八卦艮宫穴相重叠。

取穴法：在掌心第二掌骨近根处，大鱼际的内侧缘凹陷中（见图 12）。

主治：胸闷腹胀、停食着凉、咳嗽、浮肿、尿少。此外，本穴还有解酒醉作用。

手法：以拇指揉拨，时间为二至三分钟。

（六）臂脾区＝鱼际（手太阴肺经穴）

本穴还包括脾点和小儿推拿用穴脾土穴在内，系脾脏在手部相应点的延伸。

取穴法：在手掌侧面鱼际部的桡侧赤白肉际中，即拇指掌指关节与腕掌关节的终点处（见图12）。

主治：身热、咳嗽、头痛、伤风、胰腺疼痛（包括癌性疼痛）、汗不出、糖尿病、虚热、咽喉肿痛、胸背痛、肘挛、肘痛、泄泻、乳腺炎、月经不调等症。

手法：用拇指揉点，用力不宜过重，以产生酸胀感为度。时间为二至三分钟。

（七）肝胆区

本穴亦包括神门穴和豌豆骨部位一段在内。

取穴法：在掌心四、五掌骨近掌根处，小鱼际桡侧缘凹陷中，即内八卦的乾宫穴（见图12）。

主治：肝胆疾患、肝胃不和、肋胁痛、胆囊炎、高血压（肝阳上亢、心烦易怒、头昏等症）及肝区癌性疼痛。本穴有疏肝理气、健脾和胃的作用。

手法：以拇指揉拨，时间为二至三分钟。

（八）十二指肠点

取穴法：在掌心第四掌骨近于根处，与肝胆区穴相连（见图12）。

主治：腹痛，尤其是右上腹痛、十二指肠溃疡。此外，用泻法可治胃酸过多，用补法则治胃酸缺乏。

手法：以拇指揉按，时间为一至二分钟。

（九）子宫点＝劳宫（手厥阴心包经穴）

取穴法：伸开手心，以中指和无名指屈曲，其两指端之间所对应的掌心处（见图 12）。

主治：小腹痛、痛经、带下、易怒、悲哭不休、热病汗不出、胸胁痛、胃脘痛、饮食不下、大小便血、鼻衄、口臭、烦渴，以及用于小儿下唇生口疮（上唇生疮则用小天星）。

手法：用拇指揉捏、按压，时间为二至三分钟。

（十）脐点＝臂神阙

本穴亦系臂穴横结肠的相应点。

取穴法：在掌正中胃区坎宫与劳宫穴连线的中点（见图 12）。

主治：腹胀、肠痉挛、腹泻、便秘。

手法：以拇指揉按，时间为二至三分钟。

（十一）阑尾点＝少府（手少阴心经穴）

取穴法：在手掌第四、五掌骨之间，平劳宫穴（见图 12）。

主治：小腹冷痛、遗尿、小便不利、心悸、烦闷、少气，以及慢性阑尾炎。

手法：以拇指揉点，时间为一至二分钟。

（十二）肾点

取穴法：在小鱼际尺侧缘第五掌骨基底部，即豌豆骨前尺侧缘的凹陷中（见图 12）。

主治：腰痛、遗尿、小便不利、月经不调、遗精、赤白带下等症。此外，用顺补揉点法，本穴还有壮腰健肾作用。

手法：以拇指揉点，时间约二分钟。

（十三）降结肠点

取穴法：在第二掌骨前三分之一处，平劳宫穴（见图 12）。

主治：便秘、腹胀、肠痉挛。

手法：以拇指揉拨，时间为一至二分钟。

（十四）前列腺点

取穴法：在掌侧第三掌指关节处（见图 12）。

主治：前列腺炎、遗尿、小腹痛。

手法：以拇指揉按，时间为二至三分钟。

五、臂腰骶区

腕背及手背为腰骶区的相应区。

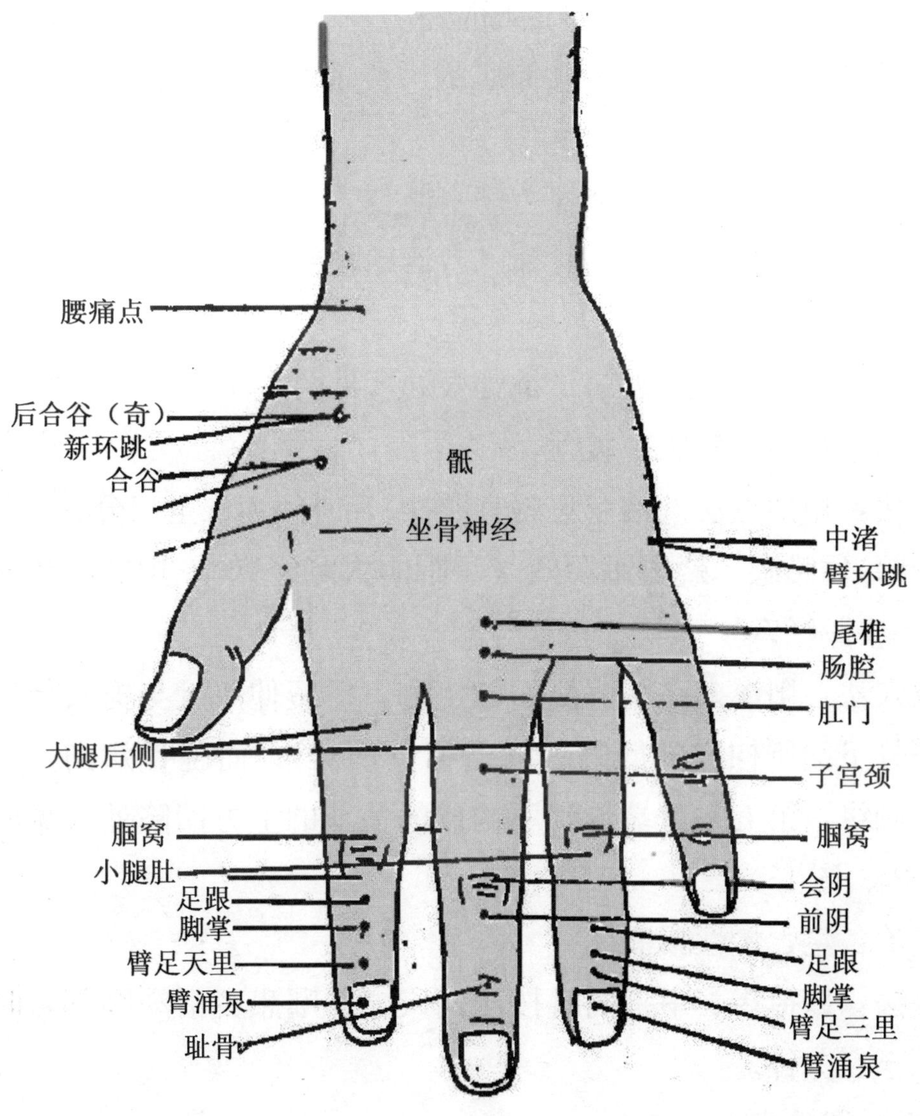

图 13　左手背区

(一) 臂肾俞＝阳池 (手少阳三焦经穴)

本穴系右肾俞的相应点，而左肾俞则在指总伸肌腱桡侧缘凹陷中 (见图 11)。

取穴法：在腕背横纹中，指总伸肌腱尺侧缘的凹陷中。

主治：腰痛、消化不良、腹胀、糖尿病、遗尿、月经不调、赤白带下等症。

手法：以拇指揉点，时间为二至三分钟。

(二) 腰椎线 (1～5 腰椎的相应点)

取穴法：腕背正中及指总伸肌腱尺桡远端关节至腕掌关节处 (见图 10)。

主治：急性腰痛、腰椎棘上韧带撕裂。

手法：揉拨按压，并同时嘱患者活动腰部。

(三) 臂大肠俞

取穴法：腕背部靠近第二掌骨根处 (见图 10)。

主治：腰痛、腹胀、腹泻。

手法：用揉点法 (治疗腹泻宜顺揉)，时间为二至三分钟。

(四) 臂腰眼＝桡侧阳溪穴 (手阳明大肠经穴)、尺侧腕骨穴 (手太阳小肠经穴)

取穴法：阳溪穴在腕背侧面的桡侧，拇短伸肌腱与拇长伸肌腱和桡骨下端所构成的凹陷处 (俗称鼻烟窝)；而腕骨穴则在腕部的尺侧缘，第五掌后端钩骨所构成的关节的上方凹陷处 (见图 3、图 10、图 13)。

主治：急、慢性腰痛。

手法：以拇指、中指同时按压两穴，并嘱患者活动腰部，时间为二至三分钟。

(五) 腰痛点

取穴法：在第一、二掌骨间和第四、五掌骨间的奇缝中 (见

图 13)。

主治：急、慢性腰痛，腰扭伤。

手法：用拇指按压，时间为二至三分钟，有酸胀感为度。

(六) 骶椎线

取穴法：第三掌骨背（见图 10)。

主治：腰痛、腰骶酸胀。

手法：以拇指揉压，时间为二至三分钟。

(七) 臂八髎＝外劳宫（小儿推拿用穴）

取穴法：在手背第三、四掌骨交接处的凹陷中。

主治：腹泻、腹胀、夜尿频频、赤白带下、潮热。

手法：用拇指揉压而产生酸胀感，时间为一至二分钟。

(八) 坐骨神经点

取穴法：第二掌骨背面桡侧缘，近合谷穴处（见图 13)。

主治：腰骶区痛、坐骨神经痛，且第四掌骨背面尺侧缘的中点可治疗对侧的腰痛和坐骨神经痛。

手法：用点按法，时间为二至三分钟。

(九) 尾骨点

取穴法：在第三掌指关节，屈指缝中（见图 13)。

主治：尾骨脱位及其周围软组织挫伤等引起的疼痛。

手法：以拇指向掌骨小头方向用力按压，时间为二至三分钟。

六、臂下肢及内外生殖器点区

左手食、中、无名三指为两下肢和内外生殖器的相应区。

(一) 肛门点

取穴法：在中指第一节背面，距第三掌指关节二、三分处（见图 13)。

主治：痔疮、肛裂、肛痛等。

手法：用拇指揉点，时间为一至二分钟。

（二）宫颈穴

取穴法：中指第一指间关节背上二、三分处（见图 13）。

主治：赤白带下、月经不调、宫颈炎。

手法：用揉点法，时间为一至二分钟。

（三）会阴点

取穴法：中指第一指间背缝中（见图 13）。

主治：阴痛、阴痒。

手法：用揉按法，时间为一至二分钟。

（四）前阴点

取穴法：中指第二节背面距第二指间关节三、四分处（见图 13）

主治：遗尿、尿闭、小便痛。

手法：用揉按法，时间为二至三分钟。

（五）坐骨点

取穴法：在第二掌骨小头与第二掌指关节背面缝中（见图 13）。

主治：坐骨神经痛、久不能坐、头痛等症（第四掌指关节背面缝中的右坐骨点与本穴同，可治疗对侧髋关节痛）。

手法：以拇指和食指相对采用按、揉、掐法，时间二至三分钟。

（六）膝点

取穴法：在食指、无名指的第一指间关节处（见图 13）。

主治：膝关节痛、骨质增生和行走困难。

手法：以拇指和食指相对采用按、揉、掐法，时间为二至三分钟。

（七）踝点

取穴法：（左手）食指第二指间关节及（右手）无名指第二指间关节处（见图 13）。

主治：踝关节扭挫伤。

手法：用指掐法，时间为半分至一分钟。

（八）足跟点

取穴法：在食指末节近第二指间关节处（见图 13）。

主治：足跟痛、跟骨骨质增生。

手法：用指甲掐，时间为一至二分钟。

（九）腹股沟点

取穴法：左腹股沟点在二、三掌指关节掌侧面缝中；右腹股沟点在三、四掌指关节掌侧面缝中（见图 13）。

主治：小腹痛、腹股沟疝、皮神经损伤、发热及口疮等。

手法：以拇指和中指相对揉、按、掐，时间为二至三分钟。

（十）股关节点

取穴法：在第二掌指关节桡侧缘，第四掌指关节尺侧缘（见图 13）。

主治：头痛、肩痛、髋关节痛。

手法：以拇指揉点，时间为二至三分钟。

（十一）卵巢及膀胱点

取穴法：拇指掌侧指间关节缝及指腹处为左侧卵巢点，小指掌侧第二指间关节缝及指腹处为右侧卵巢和膀胱点（见图 13）。

主治：卵巢炎、盆腔炎、尿闭、遗尿、月经不调等症。

手法：用揉捻法，时间为一至二分钟。

（十二）会阴内

取穴法：与会阴点相对，即中指掌侧第一指间关节缝中（见图 13）。

主治：痛经、月经不调、便秘、泄泻、神经性头痛。

手法：用揉捻法，时间为一至二分钟。

（十三）臂冲任原点＝中冲穴（手厥阴心包经）

取穴法：手中指掌侧尖端，该处固有动静脉所形成的动静脉网（见图1）。

主治：月经失调、闭经、中风、心痛、小儿惊厥、掌中热；本穴配足部调经穴治疗闭经及妊娠早期引产有良效。

手法：拇指、食指相对揉捏或拿法三至五分钟。

（十四）臂太溪

取穴法：在食指第二指间关节尺侧缘后缝中和无名指第二指间关节桡侧缘后缝中。

主治：胸痛、身热、月经不调、足跟痛等。

手法：以拇指甲或指腹掐、按，时间为一至二分钟。

第四节　臂穴的配用

在上节臂穴各论中，以左臂为例列举了85个臂穴名。其实，臂穴在临床运用中远不止这些穴位，因为身体上的任何一点都能在手臂上找到它的臂穴点，所以选择臂穴部位时，哪怕只出现极细微的差异，它所代表的身体的相应部位就会有所变化。但在临床上用不着那么仔细地去分辨，可对症灵活地操作，这和运用“经穴”治病是同样的道理，不是死板地针刺某穴的分寸部位，而是在该穴区找出反应点或刺激点来刺激，这样才有助于提高疗效。

臂穴理论告诉我们，不管哪一只手，其桡侧总是代表同侧躯体，尺侧则代表对侧躯体。如右手的大鱼际部为脾区，小鱼际为肝胆区。左侧身体患病可取左手臂穴，右侧身体患病则取右手臂穴，也可以交叉取穴。这与针灸的缪刺法并不完全相同，因为同侧取穴时运用的是桡侧臂穴，而交叉取穴时则是取尺侧臂穴。例如，左乳痛可取左前臂的孔最穴，也可取右手与孔最穴（隔心包经）相对的平行处。此外，臂穴还有下列几种配用方法：

（1）相应点取穴法：就是根据患病部位在手臂上的相应部位取穴。如眼病取眼点，前头痛取肩关节前面的相应点，胃酸过多症取十二指肠点，等等。即所谓“头痛医头，脚痛医脚”。不过其含义有了改变，不是原来那种局部、片面的治疗原则，而是从整体出发选出的远距离取穴。

（2）同名植穴法：就是将处在身体各个部位的针灸要穴移植到手臂相应部位来运用。其主治也大体与原经穴相同。如臂脾俞、臂胃俞可治疗胃肠疾患；臂风府治疗头痛（特别是后头痛）、感冒；臂太阳治疗偏头痛、三叉神经痛、齿痛。此类取穴法，运用起来很灵活，有时还可产生意想不到的奇效。

（3）臂、体主客配穴法：不同于针灸学中的原络主客取穴方法，而是臂穴和身体各部位的穴位互相配用的取穴方法，有的是以臂穴为主，把经穴当做配穴来用。如后面介绍的“带下与遗尿”一节中，就是以臂穴为主穴，体穴为配穴来用的；再比如治疗臂上皮神经损伤，则以局部手法为主，以臂穴为配穴来治疗的。

（4）反馈取穴法：就是取身体某部位相对应于手臂的穴位，以专门治疗手臂部的疾患。如肩周炎可取上额的印堂、阳白等穴，也可取鼻柱旁的鼻针穴的肩点（即眶下一横指），此点对应于肱二头肌腱，因此对肱二头肌腱炎有一定疗效。桡骨茎突狭窄性腱鞘炎，可取靠近腰部的肋胁处，而前臂桡神经酸痛，则取侧肋部的相应区。以此类推。

第三章　分体对应穴

第一节　分体对应穴的概念

分体对应穴是任氏首先提出的。任氏根据“人体相似形态”发现了“臂穴”，并运用在按摩临床治疗，称之为“臂穴系统”，进而又发现了人的躯干和头颈既独立存在，又按同一方式排列着的相互对应关系的穴位（刺激点），故而将其称为“分体对应穴”。通过长期实践证明，运用这些相对应的穴位可以治疗许多临床疾病。

现将分体对应穴具体内涵阐述如下。

一、齿肋对应点和颔髂对应点

所谓齿肋对应点，就是将“口腔”看作张开的“腹腔”。而将“腹腔”看作是闭合的“口腔”。具体说：正常人的八对上齿（也有七对者）同五至十二肋骨端相对应。对上门牙痛就可以取五、六肋端来治疗，最后一个磨牙痛可取十二肋骨端治疗。“对号入座”式的取穴具有针对性。“颔髂对应点”分布于髂骨边沿，其取穴方法同上，以十二肋端下的髂

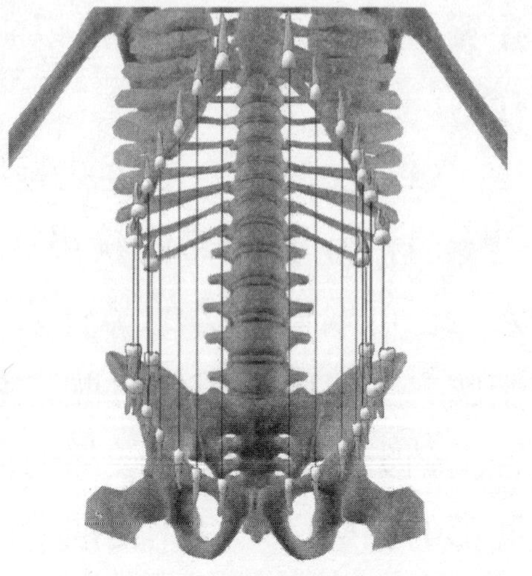

图 14　齿肋对应和颔髂对应关系图

骨上沿做最后一个磨牙的对应点，依次向下推至耻骨上沿即可。一位中年妇女患下齿痛，在其髂骨对应点上进行按压，病人自觉牙根发凉，立即止痛。治疗两次，不仅牙痛好了，就连原来的胯痛也好了。许多患臀上皮神经痛的病人，按压下颌角处的颊车穴就能够止痛，也可以说明这种对应关系。

根据齿肋、颔髂对应点推之，腹腔与口腔、颈与腰、头颅与背、面与胸也有对应关系，见下表：

分体对应关系简表

头颅部	腰胸部（穴）
神庭	陶道
风池	脾俞
颈椎 3～7	腰椎 1～5
承浆	关元
下颔后下缘、廉泉	骶尾、会阴
鼻	胸骨

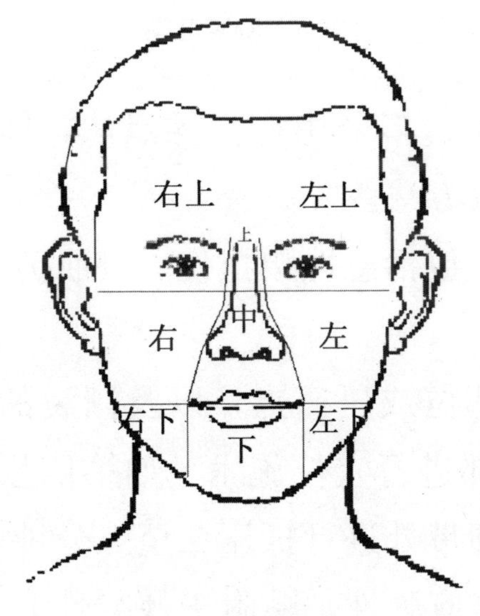

图 15　面区图

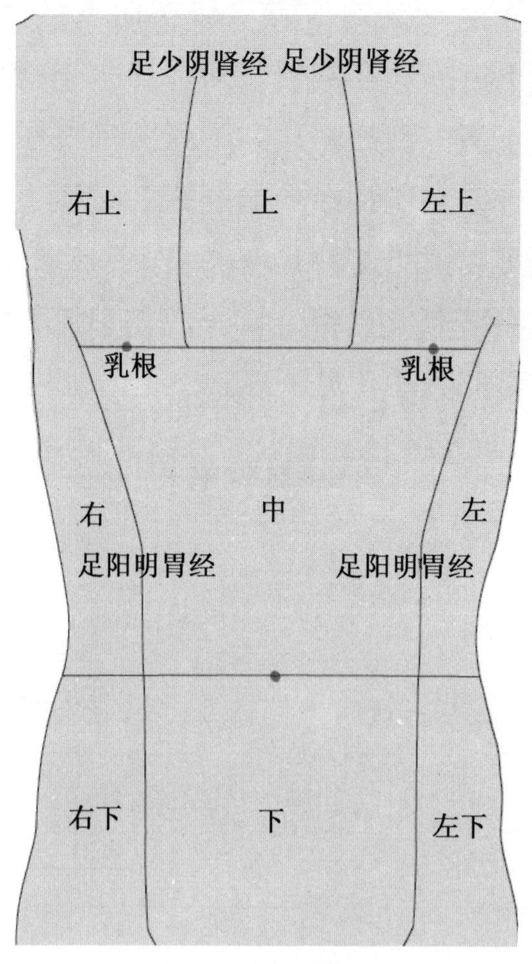

图 16　胸腹区图

使用对应穴治病，多采用拇指揉点法，即“指针法”。下面介绍几种疾病的取穴方法。

（1）急性腰痛，包括急性腰扭伤、腰肌劳损急性发作、棘上韧带撕裂等症。

首先找准发病部位或压痛点，以及撕裂的腰椎韧带。然后，在与其相对应的颈部进行穴位施术。如第四腰椎上韧带撕裂者，可在第六颈椎的项韧带处进行揉压二至三分钟，其剥离的脊上韧带很快就会变软，富有弹性，贴附于棘突骨上，因此腰痛也就缓解或消失了。

（2）颈部疾病，包括落枕、各型颈椎病、椎动脉颈椎病，运用对应穴按摩治疗，既安全、效果又好。

椎动脉型颈椎病的发病机理，多认为是由于颈椎动脉穿过的第六颈椎横突骨质增生、受压所致。我们体会这类患者的枢椎棘突有偏歪或其旁有筋结（阳性反应物），与头部眩晕很有关系。故在其相对应的第十二胸椎进行复位，或在其旁进行按摩，偏歪的枢椎棘突可随之复正，该处筋结也随之缓解或消失，头晕逐渐减退。

其他疾病按病变部位对应取穴进行治疗，也会取得满意疗效。

第二节 探 讨

我们把躯干和头颅看作相对应的两个部分，既有对应关系，又是一个统一整体，这个整体同四肢也有着对应关系；为此，我们得出下列几点结论。

（1）人体按照相似形态和穴位排列规律，可分成许多个小整体，每一个整体可称之为“分体”，两个分体间的同一水平阶段为对应关系，可称它们为对应点或穴，人体大致可划分为五个“分体”，即头、颈、躯干、两上肢和两下肢。

也就是说臂穴的分布规律在下肢间同样存在着。每个分体又可一分为二，就像躯干和头颅那样分成两个相对应的部分，这样五个分体就变成十个分体了。而每一个分体又有像“耳针穴”、“鼻针穴”的小区域，它们虽不是完整的小分体，但也有着对应关系。

（2）利用对应穴反应点来诊治疾病是很有价值的。胃病可在十一、十二胸椎旁的脾、胃俞穴处按压，多可触及到筋结，或者按压与之相对应的风池穴或臂穴中的“臂脾俞”、“臂胃俞”（桡骨茎突附近）也可找出阳性反应物。

在治疗方面，分体对应点给我们提供了选用高效穴的方便条件：颊车、环跳、合谷、太冲互相对应；内关、三阴交、膻中、人中相互对应；并均能互相使用。在施旋转复位法时，对应穴也有用处，枢椎偏歪，我们可以先去复正稍微偏歪的十二胸椎，因为它们之间有着对应关系，这可能是两点间处在一个受力线上而起作用。上海中医学院附属岳阳医院推拿科大夫蒋家宝所撰写的《推拿治疗颈椎错缝引起的急性腰痛 20 例》报告也证明了这一点。

当今欧美流行“按脊疗法”，由于在颈部按摩手法使用不当，常引起急性脑干卒中。20 世纪 80 年代，在美国仅一年内就发生了 360 余例此类事件。看来在颈部特别是颈椎、枢椎处进行按摩，需要采取审慎的态度。利用对应穴推拿按摩，是采用避实就虚的一种“移病法”，这样，可以避免脑干卒中的发生。

（3）任氏基于“相似形态”发现了“臂穴”及“分体对应穴系统”。针灸临床治病使用的“耳针”，是利用一个小小的耳廓有序的排列着人体各脏器的反应点来取得治疗效果的。将人的耳朵看作孕妇肚子中的“胎儿”，这里只能说是“相似”。中医诊断用的“舌诊”、治疗用的“舌针”都将“舌”看作人的脏腑，它处在张开了的“腹”——口腔内（符合《黄帝内经》“有诸内必形诸外”理论）。由此我们不难看出臂穴及分体对应穴与人体的内在关系。

2006 年 6 月 21 日，中央电视台国际频道报道了这样一条消息：“美国有专家研究表明：夜里开着灯睡觉或者在灯下熬夜是女性发生乳腺癌的主要因素之一，而盲女较少患乳腺癌。

因此专家建议睡觉时要关闭所有房间的灯，因为睡在全黑的房间中，有利于制造神经传递物质——血清素（5－羟色胺），这对制造褪黑激素（松果体素）极为重要。专家建议中年女性要保持足够的睡眠，起床后要去户外走一走以减少乳腺癌的发病率。”这里证实了“眼睛”与“乳房”的相应关系。男性小儿患腮腺炎，如果治疗不当易引发睾丸炎；扁桃体发炎容易遗留膝关节炎。这都说明了这些部位有着密切的相对应关系。当然，在生理、病理方面，人体还有着极为复杂的内在联系。

（4）经络的气血运行，将人体的各个组织器官呈纵行地联系起来，而分体对应点（穴），则从横的方面把分体间同一水平阶段组织通连起来。《黄帝内经·素问·缪刺论》云：“……夫邪容大络者，左注右，右注左，上下左右与注相干，而分布于四末。其气无常处，不入于注俞，命曰缪刺。”从“其气无常处，不入于注俞”这句话来看，分体对应穴是否可以当做是一种新缪刺法，因为经络穴多在人的体表空隙中，而分体对应穴则可将体表的任何部分作为刺激点。即使是软组织很薄的棘突点，也可以通过按压来治疗与其相对应部位的病变。

综上所述，人这个整体就其反应点（刺激点）来说，又可分为许多分体。分体之间有着渊源关系，早在胚胎发育过程中，各个组织器官就为自己在不同的体表区域建立起许多个“信息通路”，借此与外界联系，接受外来刺激和反映组织器官的病变。体表的某点给予一定“力”的刺激就会产生“电磁波信息”，同频率的电磁波长就会发生共振，产生抗病效应，同频共振构成了一条信息通路，像微波通讯一样有着自己的频道，它既不同于神经传导，又不完全与经络感传相一致，所以处在一条经络上的几个不同穴位，其主治并不相同，原因是“频道”不同产生了经穴的特异性。我们是否可以这样认为，“人体处处穴，穴穴紧相连，同频则相应，不同效不验”。这就是说，人的体表任何一个地方都可以作为一个穴位来用，这里不是指只治疗局部病变“以痛为俞”的阿是穴而言，而是指那些远距离起作用的对应点。如此说来，人的体表穴位星罗棋布，似乎很繁杂，但归其所属，也就条理清楚了。众多的分布对应点，为我们认识行痹串痛的发病规律、筛选适应证的最高效穴、探讨经络实质提供了有利条件。

第三节　定“靶”消痘

所谓定“靶”消痘是指利用分体对应穴来治疗痤疮的一种方法，因它疗效极为独特，故在此加以介绍。

(1) 所谓定“靶”，就是将生长在面部的痤疮所在具体位置明确；然后在胸腹部寻找与其相对应的部位并施以相应的手法来消除面部的痤疮。

痤疮是青春发育期男女易患的一种皮肤疾患，俗称“青春痘”。我们在这里运用“痘”作为痤疮的代名词。因它为小颗粒状更易标明在面部的具体位置，也好寻找其在胸腹部的相应位置来进行治疗。我们不妨利用一句成语来说明其治疗方法，这就是“有的放矢”。

在面部的“痘”其具体所在点就是“的”—— 定“靶”；而与面部相对应的胸腹部按比例找出其对应点，治疗施术；这就是“放矢”。虽然是远距离的“打靶”，但准确率却很高。

(2) 为了便于寻找对应点，我们把面胸与面腹划分为九个区域，这样就比较容易定点了。

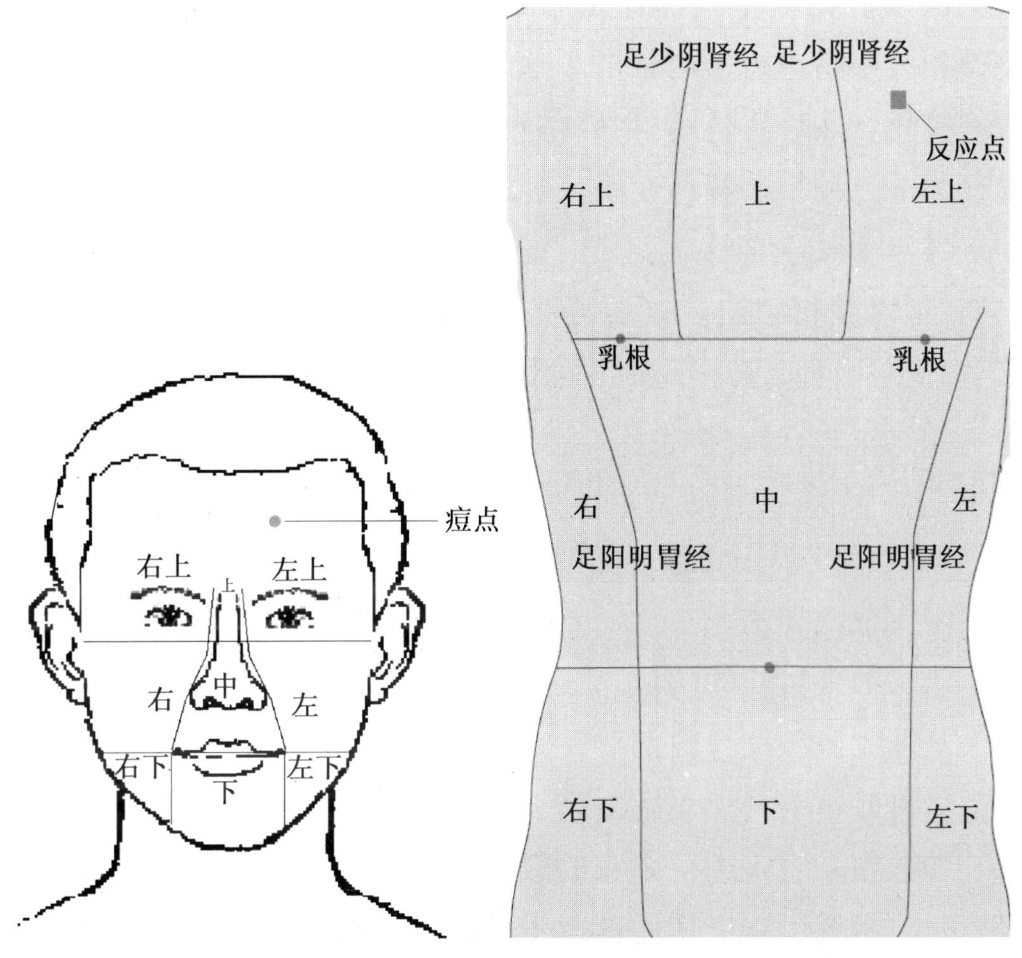

图 17 面胸与面腹九区图

手法操作

本治疗手法主要以拇指或食中指在对应点上进行逆时针手法。施术前，受术者可拿一面小镜子，同时和术者观察在面部的大小、形态、颜色和多少等。术者应先选择大而明显的“痘”，在其胸腹对应点上进行手法按摩。

举例说明具体操作方法：受术者坐于方凳上，术者坐于旁侧。

(1) 生长在面上左区左眉正中上一寸处（阳白穴）的“痘”，

我们可以在胸上左区的屋翳穴注①（足阳明胃经）作为治疗点。用拇指或中指进行逆时针的手法，揉按数十下后观察该“痘”是否有变化，然后再进行揉按，这样反复三五遍，其“痘”会有明显变化——缩小、颜色变浅。

（2）生长在面中右区的“痘”，在颧骨弓下凹陷处（即下关穴），可以在腹中右区（右侧肋弓第八肋端下陷中——肝经期门穴处）作为对应点进行揉法操作。

（3）生长在左侧嘴角外一寸向下一寸的“痘”，我们可以在腹下左区寻找其对应点，大约是在足太阴脾经路线上的府舍穴注②、腹结穴注③处进行揉按约一两分钟。生长在面部其他部位的“痘”依此类推。

（4）如果生长的“痘”成片在一个部位上，我们可以针对其中大些的“痘”进行腹部对应点的揉按法，然后再用手掌或大鱼际进行按摩，取得疗效后再移于其他部位进行操作。

（5）在对应穴进行“有的放矢”的操作时，如觉得疗效不够满意时，术者可立于其后进行下列操作手法：双手中指按压两肩井穴，两拇指同时揉按两肺俞（肺主皮毛），以活跃其肺气。方法之二：一手拇指按压一侧肩井，另一手拇指揉点另一侧的膈俞（血之会）或按压三焦俞，此二穴都有调节内分泌的作用。上述操作手法也可在“有的放矢”前进行操作。

（6）此手法治疗痤疮，对轻微者一两次即可治愈，甚至仅用五分钟即可见效。但满脸多处生长大小不等的“痘”并反复发作者，采用定“靶”消痘之方法就需较长的时间。

（7）受术者亦可进行自我按摩，可参照医生所定的“靶”进行自我操作，用力不要过大，也可取得良好效果，关键是找准对应点。

（8）在治疗期间嘱受术者不要食用辛辣油腻刺激之品，并放松情绪以配合治疗。

(9) 本法对火疖、雀斑、老年斑、面部皱褶等亦有良好效果。请参照上法运用。

【注】

①屋翳穴：本穴上有库房之房，下有膺窗之窗，犹屋檐之遮翳，故名“屋翳”。其所以名“翳”者，亦含有华盖之意也。本穴内应于肺，故主治症同于库房。

［定位］在胸部，当第 2 肋间隙，距前正中线 4 寸。

②府舍穴：本穴在少腹之下，犹内府元气储藏之舍宅，故曰“府舍”。与手太阴之中府，命名同义，取上下相应也。中府为胸气之府，府舍为腹气之府。在腹部呼吸，有府舍、腹结之收，而佐以冲门、气冲之放，亦即往复升降之道也。

［定位］在下腹部，当脐中下 4 寸，冲门上方 0.7 寸，距前正中线 4 寸。

③腹结穴：本穴在足阳明经之外陵附近。人当小腹用力时，则外陵处肌肉与本穴处肌肉，同时硬结。腹结结于内，外陵陵于外也。更以其能治腹中积聚诸症，故名腹结。

［定位］在下腹部，大横下 1.3 寸，距前正中线 4 寸。

第四章　手法及指功锻炼

第一节　手　法

按摩疗法主要是靠医生的双手在患者体表施行各种手法而取得治疗效果的。因此，手法的正确与否对疗效有很大的影响，只有正确地掌握了手法的各种技巧，才能真正做到“机触于外，巧生于内，手随心转，法从手出”。但要做到这一点也不是一朝一夕就能办得到的，就拿“揉”和“按”这两种手法来说，初学者的指力只能达到皮下浅层，经过一段时间的锻炼后才能传到肌肉深层。不管采取什么手法，总的要领是“刚劲、有力、深透、持久”八个字。

按摩的手法，各地流派不尽相同。有的只分为二十四法，有的则分为八大手法，而且每一手法又分为小的八个手法，这样就构成了八八六十四法。由俞大方教授主编的高等医药院校教材《推拿学》，根据手法的动作形态，将推拿按摩的手法归纳成六大类，即：摆动类、摩擦类、震动类、挤压类、叩击类和运动关节类。每一类都包括数个手法，如摆动类有揉法、滚法；摩擦类有摩法、搓法；震动类有抖法、震颤法；挤压类有按法、点法；叩击类有拍法、击法；运动关节类有摇法、扳法等等。这样的归纳分类有利于手法的规范动作，利于学习、研究和学术交流。

臂穴按摩常用的主要手法有揉法、点法、揉拨法，以及分筋、理筋等数种。下面选择常用的主要手法介绍如下。

一、揉法

用拇指或手掌在体表的一定部位进行揉转的手法称揉法。

（1）拇指揉法：是臂穴按摩疗法中的主要手法之一，即用拇指腹在所选定的穴位上进行揉动，尤其适宜在一条“线穴”上自上而下地反复揉动。揉动时要有一定的压力，以便带动肌筋随手旋转。旋转作用则因旋转方向的不同而异，顺时针方向旋转为补（即补气养筋），逆时针方向旋转则为泻（即行气活血，祛瘀止痛）。（见图 18）

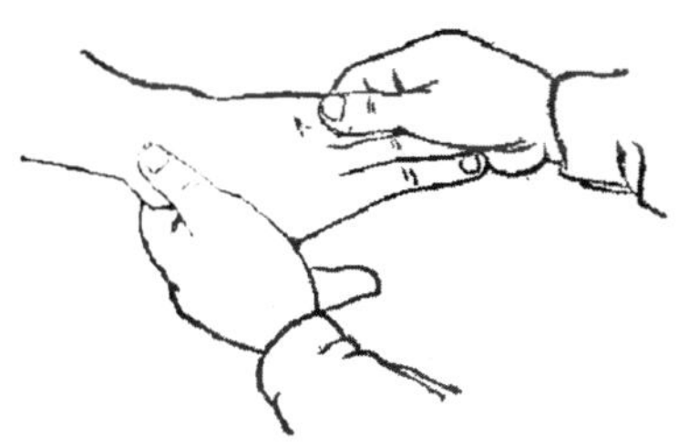

图 18　拇指揉法

（2）掌揉法：也叫掌根揉法，即用手掌心或掌根在肌肉丰满的部位进行揉动。如在腰背部可用掌心揉，在臀部可用掌根揉。其作用与拇指揉法相同，而且也有顺时针方向和逆时针方向旋转的区别（见图 19）。

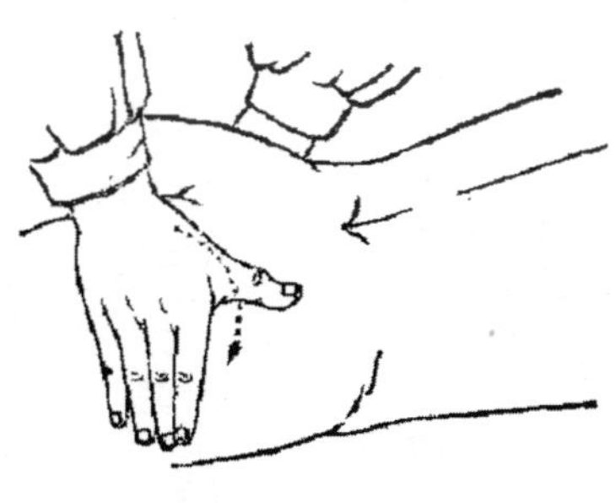

图 19　掌揉法

二、揿法

手握空拳或持握圆球状等手势在一定的体表，用手掌尺侧面的背部及掌指关节背侧突起处或指间关节凸起处，在操作部位做来回翻掌、旋转动作称揿法。具有体表接触面积大、刺激力量强又十分柔和的特征。揿法整个手法动作由两部分共同协调来完成：一是前臂的旋转；二是由腕关节的屈伸而组成的复合式手法动作。其受力部位从小鱼际肌至第五、第四掌骨的背侧。前臂旋转与腕关节屈伸这两组动作一定要协调。即前臂旋前时，腕关节一定要伸展，以小鱼际肌为着力部位；反之在前臂旋后时，腕关节一定要屈曲，以第五、第四掌骨的背侧为着力部位。如此在体表部位上产生持续不断的来回揿动，其揿动频率每分钟约 120～160 次。躯体要正直，不要弯腰屈背，不得晃动身体。肩关节自然下垂，上臂与胸壁保持 10 公分左右的距离，上臂千万不要摆动。腕关节要放松，屈伸幅度要大。揿法不要手背来回摩擦移动、拖来拖去跳动、顶压及手背撞击体表治疗部位。手指均需放松，顺其自然，不要有意分开，也不要有意握紧（见图 20）。

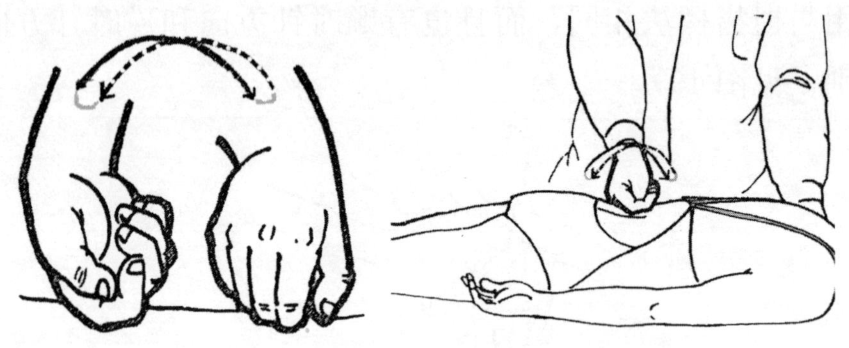

图 20　揿　法

三、点法

点法（也叫镇静法）是用拇指尖或中指在穴位上进行按压，

并停留若干秒钟的手法。它与按法、压法性质一样，有镇静止痛的作用。

点法用在穴位上，则称点穴（有的书上称为点穴疗法）。其取穴与针灸的取穴法大致相同，即“以指代针”的指针法。如山东省涝山县贾立惠医生的点穴，是另一种形式的按摩法，以五指端并拢，借助于腕部传来的力量，在经络路线上进行有节律的叩击。古人则称之为“啄法”。臂穴按摩采用的点法类似指针法，即运用内功，遵循内动外不动、先轻后重的原则，先揉动几下后再进行按压（见图21）。

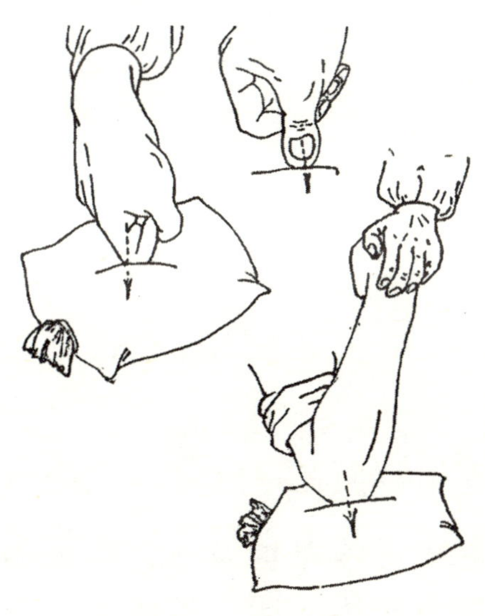

图21 点 法

四、振法

施术者以掌或指平贴于施治部位，做上下快速振颤动作的一种按摩操作手法。操作时，术者整个上肢的肌肉必须绷紧，并将力量集中在指或掌部，以小幅度、快频率做上下急骤的振动动作，使施治部位产生振颤感及微热感，并感到舒适、轻松。但应注意，术者操作时臂部不要摆动，而且术者的指掌始终不能离开施治部位的体表，以免与叩击、拍打法相混，更应注意不能用指掌按压施治部位。振法可分为掌心振、掌尺侧缘振（图 22）、拳击掌振、拇指指腹振、中指指腹振等。本法有调理气血、活血止痛、和中理气、温经散寒、祛郁消积、消食导滞和调节胃肠等功效。此外，还可促进胃肠手术后恢复，防止术后粘连及消除肌肉痉挛等。

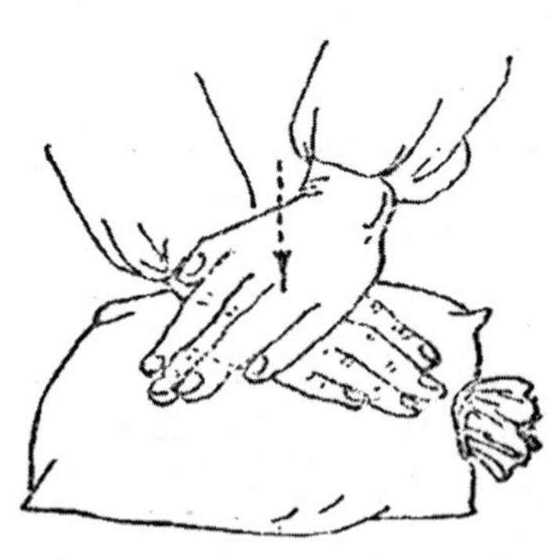

图 22　振　法

五、拨法

用拇指指尖或拇指掌面在一定部位上施行与肌腱相垂直方向的来回拨动，叫做拨法。又因它与揉法常常同时进行，故又称为揉拨法。操作时动作要轻快灵活，不使病人感到痛苦。揉拨法具有解筋散瘀、行气活血的作用，最适宜因风寒湿痹引起的筋脉不通、气血瘀阻、酸胀麻痛等（见图 23）。

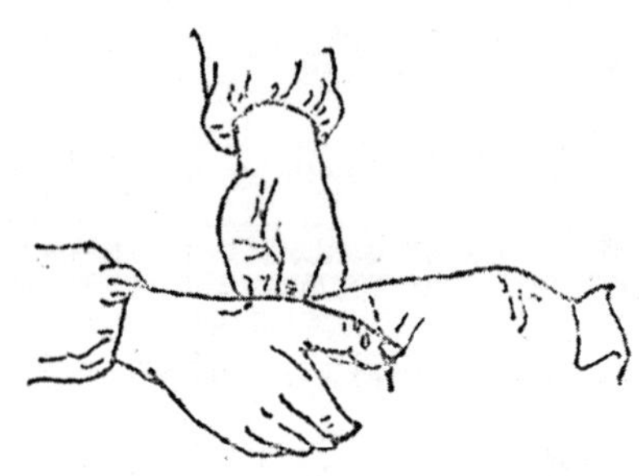

图 23　拨　法

六、分筋

分筋与拨法大致相同，即用拇指指腹或指尖顺着肌纤维的垂直方向进行弹拨。多用于筋结、筋索等病变部位。为了较快地解除肌筋痉挛，一般可采用“八字”分筋法，或用双拇指相对往两侧分拨则疗效更佳（图 24）。

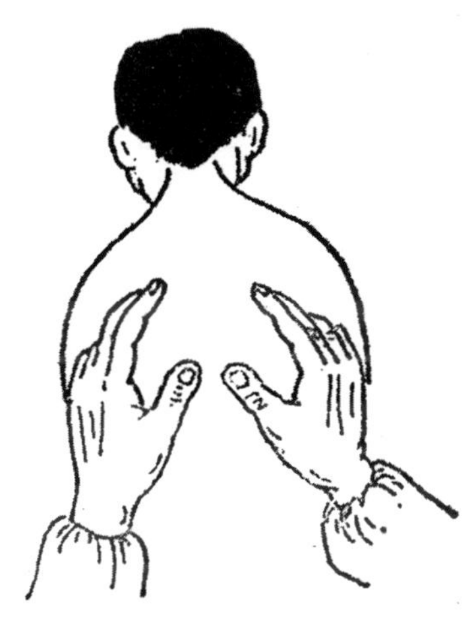

图 24　分筋、理筋法

七、理筋

用拇指指腹顺着肌纤维的走行方向进行推按，叫做理筋。理筋前一般先需进行分筋，然而分筋和理筋的作用是一致的。因此，在临床施术时两法不能截然分开，分中有理，理中有分，这样才能达到行气活血、归顺移位的肌筋的目的。

八、揉捏法

以拇指和食指、中指、无名指相对将肌腹提起并进行揉动的手法，叫做揉捏法。本法有温煦肌肤、祛风散寒作用（见图 25）。

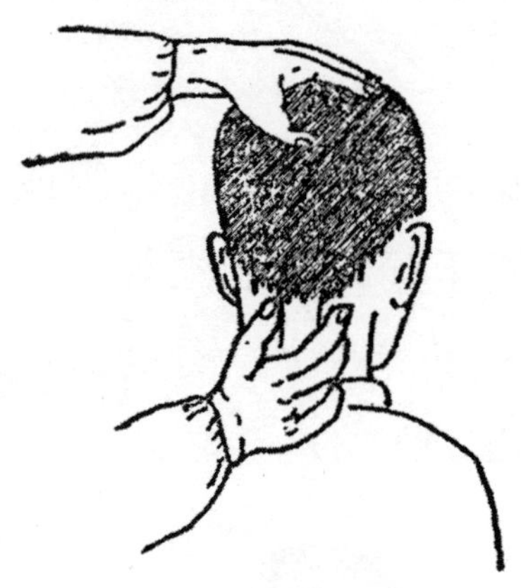

图 25　揉捏法

九、动法

动法（又称运动法）是术者以双手握持患者双手或握持患者肢体某关节的两端进行各种方向的活动，以及嘱咐病人自我进行某一肢体活动的手法。它包括摇法、搬法、牵引和背晃。不管采用哪一种活动方法，都应该在关节的正常生理活动范围内进行。有的动法（如扳腰、转颈和椎体旋转复位术等）则要求术者熟练地掌握较高的技巧，做到轻快、准确、灵活，使动法真正起到滑利关节、缓解僵直、回纳错缝的作用（见图 26）。

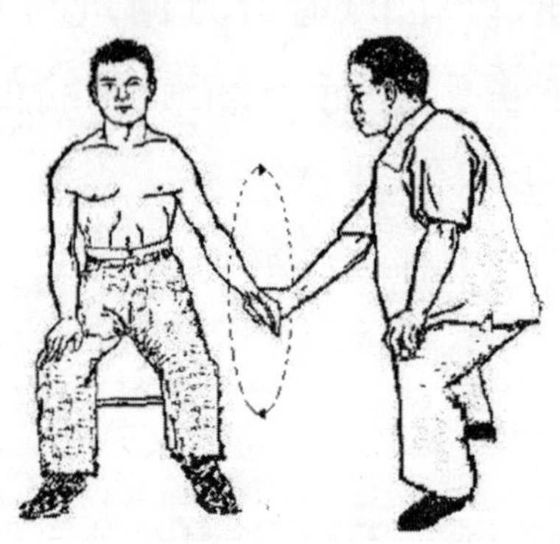

图 26　动法

根据活动方式，动法又可分为被动法、自动法和抗动法三类，但在臂穴按摩的临床上，一般只用于治疗急性腰扭伤、落枕等症。

十、弹“海底筋”（即指腋神经）

术者立于患者后侧，以一只手将其前臂托起呈30°角左右，另一只手的拇指和食指伸到腋窝下，约在极泉穴下一、二寸处将肌筋提拉起来（方向向下），再轻快地弹射出去的手法，叫做弹“海底筋”。此时患者像有触电似的麻胀感可放射到五指尖。本法有散寒温煦的作用，适用于颈椎病、肩周炎、上肢肌筋痉挛、神经麻痹等症（见图27）。

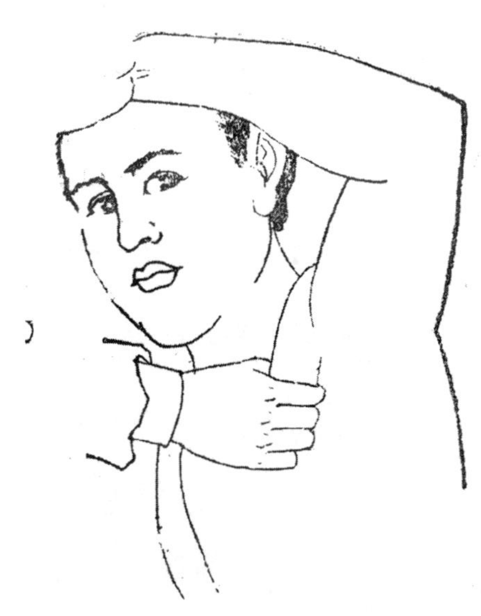

图27　弹“海底筋”

十一、振颤法

用指端或手掌置于施术部位，使手臂发出的震颤波传递到机体。

（1）指颤法，常用于头面部及胸腹部（见图28）。

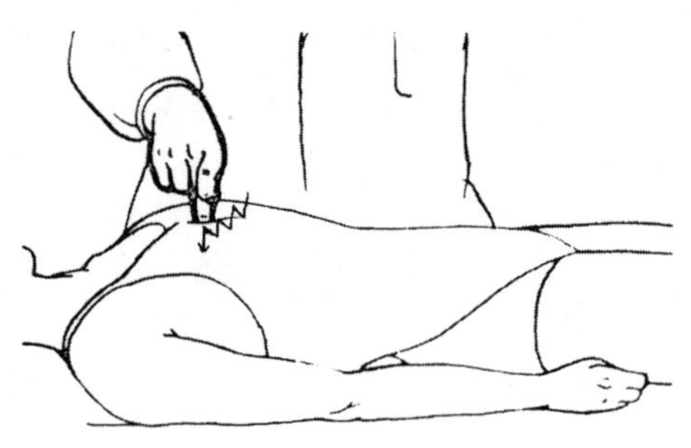

图 28 指颤法

（2）掌颤法主要用于胸腹部（见图 29）。

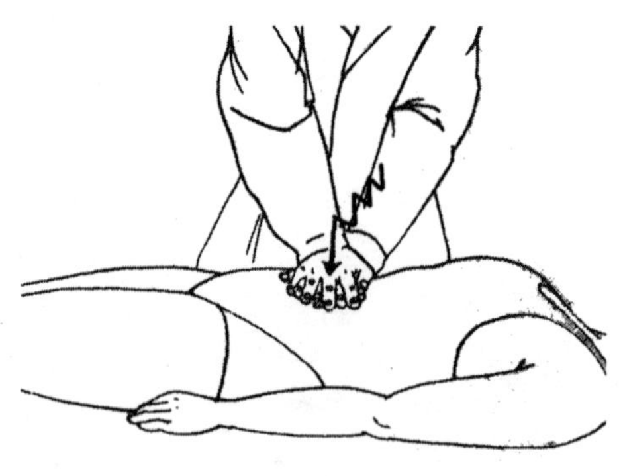

图 29 掌颤法

（3）用一手手掌按在治疗部位上，另一手握空拳有节奏地叩击按在治疗部位上的手背，使其局部深层有振动感觉，称之为“振动法”，常用于胸背部。本法有调畅气机、舒络止挛、疏经理气、散结消滞等功效。临床用于治疗腹胀、胃脘痛、食积、肥胖、腰肌痉挛等症。

十二、斜扳法

患者取侧卧位，腰部放松，患侧肢体在上，屈膝、屈髋约90°，健侧肢体在下伸直，医生分别以双肘按住患者肩前和臀部，向反方向缓缓用力扳动，当腰部扭转遇到阻力时，双肘突然交错用力，听到“咔嚓”的响声，表示手法成功。运用斜扳法进行治疗时，要特别注意动作的稳和巧，动作要准确和自然（见图30）。

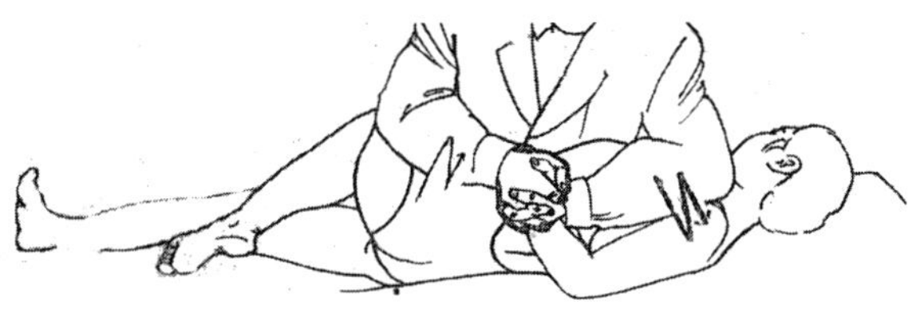

图30 斜扳法

十三、双龙摆尾振颤按脊法

患者俯卧，术者立于左侧，双掌搭于其上背部约二、三胸椎两侧，左掌在脊柱右侧，手尖朝下，右掌在脊柱的左侧，手尖朝上，两手掌大小鱼际靠拢，紧贴于脊柱两侧缘。开始施术时，以手掌发力震颤二三秒钟后重按一下，其着力点都在大小鱼际下，向脊柱内渗透，震颤按压时都要求有一定的弹性。然后向下移动一至两个棘突的距离，再重复上述动作，直至移到腰底结界处为止。在移动时两手间可向左右摆动一二十度，这样连续动作就形成了“摆尾式”。本手法可重复做二、三遍，它具有松解痉挛、矫正侧弯、纠偏和还纳小关节错缝的作用，故适用于腰椎间盘突出症、脊柱退行性病变以及脊柱畸形等症。但脊椎结核、骨质疏松等骨质有破坏的情况列为禁忌。

十四、定点间歇斜拉压复位法

在患者进行二、三次按摩后可采用本方法进行复位。患者可自带一两名陪护人员，上床前抽出腰带并将鞋放在床下以备结束治疗后穿用。术者立于患侧，患者俯卧位，双手把住床头，胸部不要垫枕；一助手站于床头，用手托住患者两腋下以防复位时患者上身下滑；另两助手立于床后，双手各握住患者的踝部；在腰背部施以放松的治疗手法（时间六至七分钟）；术者根据CT/MRI显现的突出或膨出部位，在其脊间隙旁侧找到压痛点，并用双拇指按压住；如有二三个突出或膨出，先从最下一个进行整复。助手和术者都准备好后，可让握踝的助手稍向后拉并抬离床面，当术者指下有“折叠感”时，便呼号“一、二、三”。此时两助手用力向后牵引，术者也趁势往下按压，此时可以听到“咔哒”响声，或指下有位移感，整复已成功。如一次不成功者，可再进行一至二次拉压，一般不超过三次，多能取得满意效果。此时床头的助手放开握住腋下的双手，术者一手固定按压处，另一手托住患者胸前，握踝的两助手向下牵引双腿，当患者大腿根部与床边平齐时，给其穿上鞋。术者帮助患者往起站立，并嘱其腰部不要用力，以防再度突出。患者站立后，可系宽腰带固定腰部。陪护人员搀扶患者乘车回家，卧硬板床休息两三日，再行巩固按摩治疗。

有些患者复位后可有腰腿疼痛反应，但过半日一日，疼痛就会减轻或消失。有多个突出或膨出者，可另找时间进行整复。

经验证明，此种复位方法比较安全可靠，因它是人工“纵行牵引”，有一定的弹性，比机械牵拉更稳准；术者的指压更为准确可靠，以促使突出或膨出回纳。在施术时握踝的助手配合一定要默契，抬腿的高度、牵拉的方向和力度要听从术者的指挥。平时如能对助手进行培训，其成功率会更高。

第二节　手法的正确运用

有人说按摩医生治病是体力活。的确，按摩医生在施术过程中，是要消耗相当体力的，但这种体力并不像搬运工所用的那种力气，而是有它的“巧”劲。臂穴按摩的手法，较全身按摩要省些力，不过还是要有一定的功底，才能持久地胜任繁重的治疗任务。

前面我们提到过手法有八字要领“刚劲、有力、深透、持久”。

所谓“刚劲”并不是用死板的力量，也不是机械地要求“力量越大越好”，刚劲中要求柔和，用力时富有弹性。按摩疗法属于物理疗法，“力”是力同气的结合。力即是机械力，气即是按摩医生通过“意念”发出的一种能量。所谓巧生于内，可能就是一种生物电能。一般按摩虽不同于气功按摩，但经过长期专心致志地临床体察指下感觉，自然而然地会发出一种内功，故有人将这种按摩称为“内功按摩”。内功按摩的手法虽然刚劲有力，但不会使患者感到痛不可耐，相反感到舒服、痛快。这就是因手法柔和而有弹性所致。

所谓“深透”就是要求指压力量要达到深层。这里所说的深层并非指体表深浅，而是指穴位“得气”情况而言的。得气就是患者对按压穴位的自我感觉。如点按手少阳三焦经的天井穴，有的患者会感到颈部相应处（第七颈椎附近）有发热并向周围扩散的感觉；又如点按臂印堂穴，前额部有轻松的感觉等。说到“持久”，就是要求按摩医生要有耐久的体力。不能只治疗三五个患者就力量不足了。

按摩医生运用娴熟的手法，准确地取穴，加上多年积累的临床治疗经验，疗效是会逐步提高的。不过在治疗过程中，医生和患者都需要增强治疗信心，特别是一些慢性病患者，在治疗过程中往往会遇到病情反复，有时还会反复多次，且出现疗程延长，疗效不显著等情况；这时医生就要对患者做耐心细致的解释工作，使患者主动配合医生的治疗，加强锻炼，以争取病情的好转和治愈。

有时在治疗过程中，有的患者会出现恶心、头晕、面色苍白、出冷汗等类似“晕针”的反应，遇到这种情况，医者不必惊慌，可嘱病人卧床休息片刻，喝点温开水，病人会很快恢复过来的。为了防止这种现象发生，对疲倦、饥饿和远道而来的患者，均不宜马上给予按摩；对那些体质较弱者，手法也不宜过重，尤其是应用分筋法时，手法更要轻快。只有这样才会减少“晕针”

的发生，以确保治疗的安全进行。

第三节 指功锻炼

做为一个按摩医生，除了要掌握医学理论外，还必须要有娴熟的手法。一般人遇到头痛脑热、腰酸背痛时，可以揉捏两下，以减轻点病痛或解解乏，但揉不上几下就觉得胳膊酸困起来。这是为什么呢？因为一般人没有经过指功锻炼的缘故，也就是说手上没有“功夫”。所谓功夫，就是锻炼加时间的积累。为了学好、用好各种按摩手法，首先必须进行指功锻炼，以便熟练准确地掌握按摩手法。下面将几种常用指功锻炼方法介绍如下。

（1）屈指：用一只手的拇指和食指揉捏另一只手的五指，可从拇指依次捏到小指（见图 31），然后再用拇指压住每一手指的第一指间关节，稍加用力，以其屈曲到一定程度而发出响声（即掌指关节发出来的响声），但不要强硬去扳，以免损伤。其次，再用另一只手的拇指分别去压除拇指之外的其余四指的指间关节，仍稍加用力使第一指间关节屈曲并发出响声。做完一只手后，再做另一只手。这是一种准备手法，具有滑利关节、强筋健骨、促使手指灵活的作用。

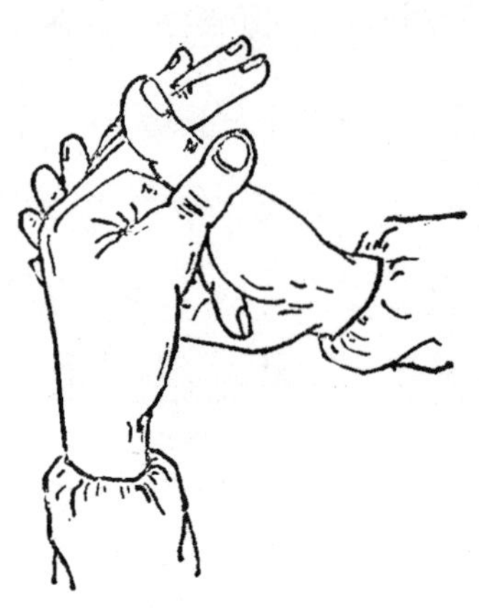

图 31 屈 指

（2）运腕：采用站立式，以两脚分开站立，与肩等宽，两手握空拳，拇指在外，两肘屈曲于胸前。开始时，以一手空拳做先内后外或先外后内的旋转运动，然后换另一只手重复上述动作。初练时，有的人可能手腕发板，旋转不灵活，这时可用另一只手握住手腕空拳旋转，或握住拳头帮助旋转。

运腕的要领是：腕部完全放松，转动时前臂不要随之转动，保持一个相对稳定姿势。

待两腕旋转灵活后，可进行双腕交叉运腕。其做法是：以一只手腕压在另一只手的腕背上，然后两手同时进行旋转（见图 32）。

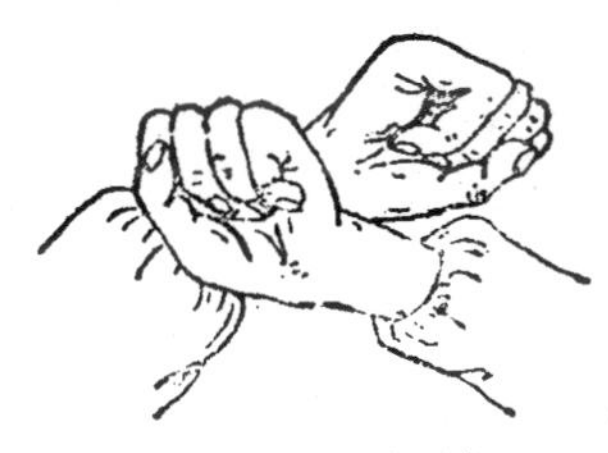

图 32　运　腕

本法是活动手腕的最好方法，是学习揉法和㨰法的基本功法。

（3）掰腕：以两脚分开站立与肩等宽，右前臂半屈，用左手拇指压在右手拇指指腹处，使其拇指尽量向前臂靠拢、贴近。然后换左手重复此势。

掰腕的要领是：手腕要尽量放松，且过度屈曲。开始时，腕部有些胀痛感，但经较长时间锻炼后，会逐渐适应，而且以拇指贴于前臂为最佳姿势（见图 33）。

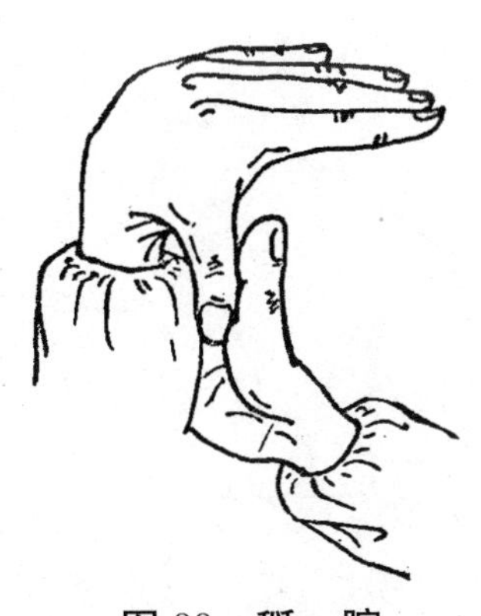

图 33　掰　腕

本势有开大一、二掌骨间指蹼张力，增强腕力的作用。

（4）鹰爪功：立于床前或桌前，两脚分开站立与肩等宽，然后向后退一步，两手五指分开放于床边或桌边，两手距离与肩等宽，俯身屈肘向下，依靠指腕的支撑力做俯撑锻炼（见图 34）。当练习到一定程度后，需进行单指锻炼，即从拇指开始一个指头一个指头依次进行。其做法是：将指腹放于床边或桌边，其余四指握拳做俯撑练习。

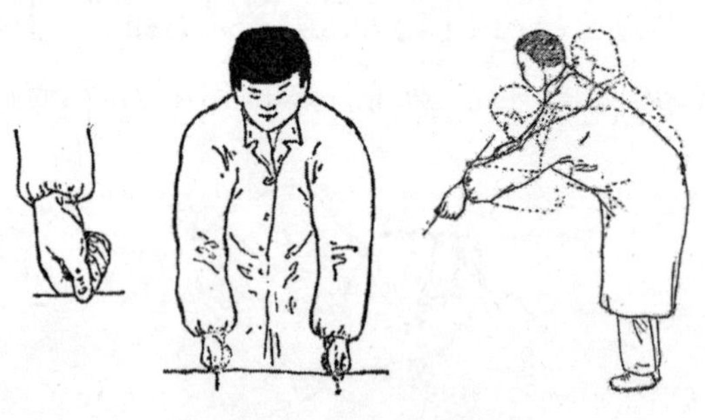

图 34　鹰爪功法

鹰爪功的要领是：做俯撑时，两肘要下垂，不得外翻，起身时要求将力量完全放于指端，练习次数可由少至多，循序渐进，不宜操之过急，以免损伤指关节或手部肌腱。

本法有加强手指压力和耐力作用。因此，在学习锻炼过程中，要自然地将“气”运到指端，这对点穴手法有极大的帮助。

（5）拇指屈伸法（即拇指推或一指禅法）：取坐势，将两手拇指端放在大腿面上或床面上，其余四指靠拢。然后做拇指指间关节最大限度的屈伸运动（见图 35）。

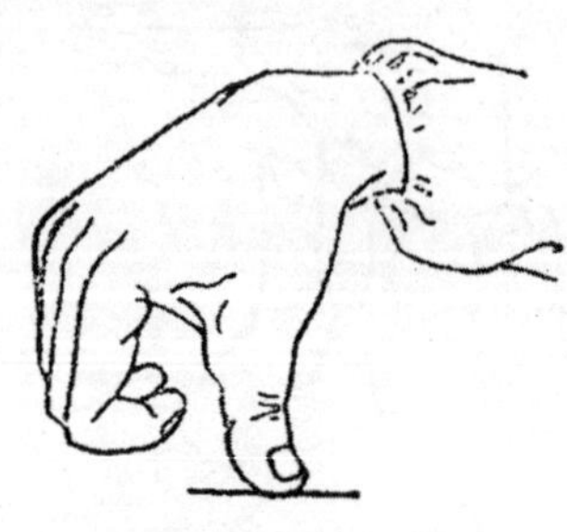

图 35　拇指屈伸法

拇指屈伸法的要领是：拇指屈伸时，腕部宜放松，其余四指要随之摆动，开始练习时注意拇指不要向前移动。

本法可增强拇指的屈伸度，为揉点穴位、触摸偏歪的棘突奠定基础（若不反复锻炼，在触摸棘突时，会引起拇指指间关节的疲劳疼痛）。

（6）推墙：以弓箭步立于墙壁之前，一手叉腰，另一手的食指、中指、无名指稍分开，放在墙上，拇指和小指自然放松，用掌根一下一下地推墙壁，发出有节奏的“空、空”的响声。一只手练数十下后换另一只手进行（见图 36 ）。

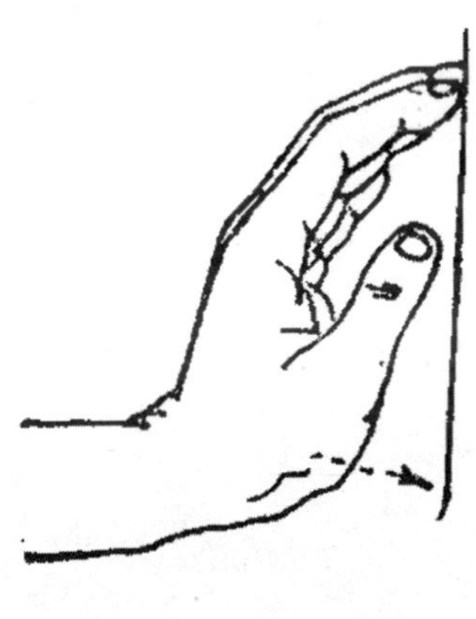

图 36　推　墙

推墙的要领是：推墙时，掌心不要过度展开，大小鱼际要稍向内收，推墙时掌根着力。

本法有运气到掌根和指尖的作用，是练点穴指力的好方法。

第二部分　临床治疗

第五章　颈肩腰腿软组织伤痛

第一节　落　枕

落枕是指患者颈项部酸痛，转头和俯仰困难，活动障碍的一种常见病。多发于青壮年以上的人群。

【病因】

多因睡觉时枕头过高或过低，枕头软、硬程度不适，睡卧姿势不正，或颈项转动不慎所致。也有露卧当风，颈项部受寒邪侵袭引起。

【症状】

通常临睡时尚无任何不适，第二天晨起即感明显的颈部疼痛、僵硬，头部向患侧倾斜、下颌转向对侧，颈部活动受限，向患侧转头时则疼痛加剧。有一种特殊的颈项牵强姿势，转头时，常和身体一同转动。严重时，可波及斜方肌和提肩胛肌等背部肌肉，造成肩背部肌肉痉挛，疼痛涉及上背部和上肢。局部皮肤外观无红肿，但触及患侧肌肉可有紧张、发硬和明显压痛。可在患部触摸到因肌肉痉挛而产生的条索状阳性反应物。

【治疗】

治则：舒筋通络、解瘀止痛。

取穴：肩上线点、胸锁乳突肌相应点、颈椎线、清冷渊、消泺等穴。

根据受累软组织部位的不同可分为以下三型：

（1）斜方肌型：向患侧转头幅度较小，且疼痛加剧。治疗时用拇指揉点肩上线点（即斜方肌点，从肘髎穴至五里穴一段，主要在五里穴上）一至二分钟，同时嘱病人做转颈活动，当自觉症状减轻或消失时结束治疗。

（2）胸锁乳突肌型：主要表现为向健侧旋转活动受限，疼痛加剧。取胸锁乳突肌相应点及曲泽穴上二、三横指处，肱肌肌腹稍斜向外缘，用拇指揉点二分钟左右，同时嘱患者做头颈活动，待症状减轻或消失后停止治疗。

（3）颈韧带受累型：头颈前屈后仰困难，活动时疼痛加剧。治疗应在颈椎线上施术，前屈痛重者，取第六、七颈椎相应点（即三焦经天井穴上下）；后仰痛重者，取清冷渊、消泺一段，揉点时也嘱患者做相应活动。

【护理和自我保健】

（1）选择合适的枕头，枕头不要过高或过低，软、硬程度适当；选择良好的睡卧姿势。

（2）注意睡眠时颈背部不要当风，而使颈背部气血凝滞、经络痹阻，使局部肌筋强硬不和、活动欠利。

（3）注意肩扛重物时或转颈时，用力应均匀，尽量避免诱发颈肩部肌肉扭伤或痉挛的活动。

（4）自我保健按摩法

①以拇指点按肩上线点、胸锁乳突肌相应点、颈椎线处相应点及阳性反应物点二至三分钟，同时进行头颈部前屈、后仰、左右侧偏及旋转等活动。

②搓热手掌，以健侧手揉捏颈部疼痛处相关肌肉群。

③平时多做颈部梳颈强健操（见附录二）。

第二节　颈椎病

颈椎病，又称颈椎综合征，系一种退行性病变，是由颈椎及其周围的软组织发生病变所引起的一系列症候群，多发于三四十岁以上的中老年人。

【病因】

本病的发生与职业有一定的关系。例如长时间在电脑前工作、雕刻、刺绣、书写、打字等人员长期伏案低头作业，不注意正确姿势，引起积累性劳损而造成软组织变性、颈椎骨质增生等病变，久而久之便引起全身症状。当汽车快速行驶，如遇突然刹车时，由于乘客无思想准备，因惯性作用，易造成乘坐人员的颈部“挥鞭”性损伤，这也是引起本病的原因之一。

此外，中老年人颈部组织退行性病变，引起在此年龄阶段的人群颈椎病的发病率增高。因此，利用手法按摩为主的综合措施来预防和治疗颈部疾病就显得更加重要了。

【症状】

颈椎病症状复杂多样，但根据其病变部位及表现，可分为下列几种类型：

（1）颈型颈椎病：发病年龄较早，尤好发于青壮年人。主要表现为脖子痛，肩背部酸痛，颈部活动困难，前后屈伸、左右旋转幅度变小，头部老是处在同一个姿势，俗称“歪脖病”。X光拍片显示颈椎生理曲线多为变直或消失。

（2）神经根型颈椎病：临床上最为常见。主要表现为颈、肩、胛、胸部疼痛，并向上肢放射，疼痛麻胀感也可达手指，使手的握力减弱。神经根牵张试验（＋），压顶试验（＋）。有的病程长者，可引起肩部肌肉萎缩。X光拍片不难确诊，但应同肩周炎相鉴别。颈椎病的疼痛较少影响肩部活动，而肩周炎则引起严重的肩关节运动障碍，如穿、脱衣服困难。

（3）椎动脉型颈椎病：主要症状是头晕或头痛，并伴右耳鸣、耳聋。有的患者突然晕倒，很像癫痫发作，但时间短暂，扭曲试验（十），因此，诊断时应与美尼尔综合征和冠心病相鉴别。

（4）交感神经型颈椎病：临床症状十分复杂，可引起视力模糊、瞳孔放大或缩小、流泪、咽部有异物感、牙痛、头痛、心动过速或过缓、血压高或低、消化功能紊乱，以及月经不调等症。有的也累及五官、心脏、消化、泌尿、生殖系统的器官组织。因此，诊断时要特别注意，与中医学上的心肾不交证候相鉴别。

（5）脊髓型颈椎病：主要表现为颈段脊髓受压而引起的肢体瘫痪。最早出现的瘫痪部位是在单侧或双侧下肢，易被误诊为癔病性截瘫。

（6）混合型颈椎病：上面提到的五种类型的颈椎病，不是孤立存在的，有时可同时出现几种类型的病状，即称为混合型颈椎病。

【诊断】

人的颈椎共有七个，六个椎间盘（C_2～T_1），八对神经；前四对构成颈丛，后四对加上胸神经的一部分构成臂丛。

低头屈颈的活动主要是颈椎下段颈 5、颈 6、颈 7 参与活动。如屈颈时活动范围很小，即下颌离胸骨柄很远，这可能与颈 5、颈 6、颈 7 病变有关；后伸颈是颈椎中段颈 3、颈 4、颈 5 参与活动；侧弯颈部时，则是全部颈椎参与活动，故诊断时应注意其活动度。

单纯的低头、仰头或转头是枕环关节、环枢关节的运动，在检查颈 1、颈 2 颈椎病变时务必注意。

颈 4 至颈 7 颈椎偏歪或增生，可引起颈、肩、胸、臂串痛。

颈 5、颈 6 颈椎偏歪或增生，可引起前臂的桡侧痛；颈 7 颈椎的病变则引起尺侧痛。颈 4 颈椎偏歪或颈 4、颈 5 颈椎间增生，可引起肱骨外侧的三角肌麻胀；颈 5 颈椎偏歪或颈 5、颈 6 颈椎间增生可放射到拇指、食指；颈 6 颈椎偏歪可放射到食指、中指，且引起麻胀；颈 7 颈椎偏歪则放射到小指、无名指（环指）。

神经反射的消失或减弱可以查到其病源。如肱二头肌神经反射的消失或减弱是颈 4、颈 6 颈椎的毛病；肱三头肌神经反射的消失或减弱是颈 6、颈 7 颈椎的病变。

颈椎脊髓受压引起高位截瘫，最先出现的是下肢症状。

为了便于记忆，较正确地判断颈椎病病变的所在部位，现将颈椎病参考歌诀摘录如下：

肩臂痛麻颈相连，查清病位术不难，
屈下伸中侧全颈，头低仰旋枢枕环。
四五六七偏椎痛，颈肩胛胸上臂串，
五六桡痛尺痛七，肱外三角麻四偏。
五偏拇食六食中，七偏麻胀到小环，
反射消减有寻处，四五肱二六七三。
脊髓受压属高位，上肢症少下肢瘫，
颈椎动脉易弯曲，此型主症头晕旋。
猝倒神清或朦胧，走如踩棉难视天，
植物神经反射病，瞳小耳鸣头疼偏。
心动缓速血压高，月经不调要分辨，
混合类型症状杂，定要参看 X 光片。
鉴别诊断定好位，耐心施术保安全。

【治疗】

治则：舒筋通络、行气活血、化瘀。

取穴：

(1) 臂风府、臂印堂、臂太阳、清冷渊、天井、臂颈椎线。

（2）颈1、颈2颈椎对应于胸11、胸12胸椎；颈3至颈7颈椎对应于腰1至腰5腰椎。

操作程序：

（1）臂穴按摩：依据临床症状在臂部的各相应点上取穴施术。如项韧带剥离揉拨天井穴，颈4、颈5颈椎棘突韧带剥离揉拨清冷渊穴，斜方肌僵硬揉拨肩上线点（肘髎穴至五里穴一段），有胸锁乳突肌疾患揉拨肱肌中段，有头痛、头晕症状取臂、头部相应点，如臂风府、臂印堂、臂太阳等。

（2）局部按摩：以拇指或多指揉捏颈后部及侧部，从上至下反复二、三遍。在揉捏项韧带时注意指下感觉，如有剥离现象，应采用理筋、分筋手法使其复位，如有萎缩的肌筋应采用顺揉手法使其恢复张力。

（3）对应点取穴法：根据人体对应关系，颈和腰是对应的，即颈1、颈2颈椎对应于胸11、胸12胸椎，颈3至颈7颈椎对应于腰1至腰5腰椎，且每一对应点横行线上也相对应。如交感神经型颈椎病引起的牙痛、视力模糊，若在颈2、颈3、颈4棘突旁触到筋结或条索状物后，可在其对应点上进行按摩，即揉拨腰1、腰2腰椎旁的三焦俞附近，便能解除颈部痉挛。

（4）整复法：根据颈椎各棘突偏歪程度的不同，可分别采用不同的整复手法。

【护理和自我保健】

（1）注意头、颈、肩、背部等的姿势要端正，看书、谈话时要正面注视，保持脊柱的正直，不要偏头耸肩。

（2）加强颈肩部肌肉的锻炼，在工间或工余时，做头及双上肢的前屈、后伸及旋转运动，既可缓解疲劳，又能使肌肉发达、韧度增强，从而有利于保持颈段脊柱的稳定性，增强颈肩顺应颈部突然变化的能力。

（3）长期伏案工作者，应定时改变头部体位，按时做颈肩部肌肉的锻炼，平时可多做颈部梳颈强健操。

（4）开车、走路、劳动等情况下要注意防止闪、挫伤的发生。

（5）避免高枕睡眠的不良习惯，选择合适的枕头，枕头不要过高或过低，软、硬程度适当；选择良好的睡卧姿势。高枕使头部前屈，增大下位颈椎的应力，有加重颈椎劳损的倾向。

（6）注意颈肩部保暖，避免头颈负重物，避免过度疲劳。

（7）如有颈部及颈肩、背部软组织劳损，应尽早彻底治疗，防止其进一步加重发展为颈椎病。

（8）适量服用胡桃、山萸肉、生地、黑芝麻、牛筋等强壮筋骨、补肾益髓的食疗药物，可延缓颈椎关节退行性病变的发生。

（9）自我保健按摩法

①以拇指点按肩上线点、胸锁乳突肌相应点、颈椎线处相应点及阳性反应物点约二至三分钟，同时进行头颈部前屈、后仰、左右侧偏及旋转等活动。

②搓热手掌，以健侧手揉捏颈部疼痛处相关肌肉群。

③平时多做颈部梳颈强健操（见附录）。

颈椎病并非不治之症，只要早发现、早诊断、早预防、早治疗，是可以控制其发展的。除脊髓型颈椎病慎用推拿按摩外，其他类型颈椎病均可采用推拿按摩治疗。不过在施用手法时，采用扳法要谨慎，以免出现意外。

患者在治疗的同时可适当加强体育锻炼，多做颈部前屈后仰、左右旋转活动，动作要缓慢且有节奏。如练功十八法前六节就是针对颈部活动的（但不适宜项韧带剥离者）。此外，患者的生活要有规律，要注意“避风寒、节房事、增颈力、防劳损”。颈椎病虽是中老年人易患的疾病，但它也是一种退行性病变，有积累性劳损的原因，也有急性扭伤而遗留后患的原因。因此，从青少年起，就应该注意预防颈椎病的发生。

第三节　肩周炎

肩周炎系肩关节周围炎的简称，因漏肩当风、风寒湿邪侵袭肩部、体弱血衰、血不养筋所致，故亦称“漏肩风”。本病后期，因肩部发生严重的运动障碍，有的地方还称之为“冻结肩”或“肩凝症”。

【病因】

肩关节周围炎的发病机理，目前尚未完全明了。一般认为，本病主要病理是属于慢性退行性变化与肩部的腱鞘、肌腱、滑囊的无菌性炎症，以及局部受风寒和反复劳损等有关。

中医学认为，本病多因过度疲劳或体虚汗出当风，睡眠时露肩受风侵袭，久居潮湿寒冷环境；或腠理失密，卫阳不固，风寒湿邪乘虚而入，流走脉络，气血运行不畅所致。中医临床上把肩周炎分为四型：

（1）风寒外袭：体虚之人，肌肤卫阳不固，复因汗出当风，风寒趁虚袭于肌肤经络，痹阻于肩部，使肩部气血运行不利，不通则痛，故见肩部疼痛，局部发凉；因病程短，风寒仅袭肌表，故其痛较轻。苔白脉浮或紧均为寒邪在肌表之征。

（2）寒湿内阻：肩部及周围筋肉疼痛剧烈或向远端放射，昼轻夜甚，病程较长，因痛而不能举肩，肩部感寒冷、麻木、沉重、畏寒、得暖稍减。舌淡胖，苔白腻，脉弦滑。

（3）瘀血阻滞：因外伤后或久病肩痛，痛有定处，局部疼痛剧烈，呈针刺样，拒按，肩活动受限，或局部肿胀，皮色紫暗，舌质紫暗，脉弦涩。

（4）气血虚弱：肩部酸痛麻木，肢体软弱无力，肌肤不泽，神疲乏力，或局部肌肉挛缩，肩峰突起，舌质淡，脉细弱无力。

【症状】

常以外伤性和急性肩周炎为多见。主要表现为发病急，疼痛明显，患处多出现撕裂，呈扒脱样疼痛，严重者夜晚影响入眠。患者怕牵拉患臂，有时乘车颠簸也会加剧疼痛。上肢功能障碍，如提举不便，后弯欠利，梳头、脱衣、叉腰等均感困难。后期疼痛虽有减轻，但肩部肌肉可出现痉挛和萎缩，肩关节周围软组织发生粘连，运动严重受限。

【治疗】

治则：舒筋止痛，运行气血，松解粘连，恢复肩臂部的活动功能。

取穴：肩臂点、臂抬肩穴、天宗、肩井、天顶、缺盆、肩髃、小海等穴。

操作程序：

（1）局部按摩：在肩胛部及其周围，以及胸前、肩上和上臂施以揉法或㨰法约五分钟，然后点揉天宗、肩井、天顶、缺盆、肩髃穴，每穴约半分钟至一分钟。

（2）臂穴按摩：急性期病患，先点患侧肩臂点（曲池穴至三里穴一段）二至三分钟，或揉点健侧的肩臂点、小海穴附近的筋结处，同时嘱患者做外展、旋转、后弯患臂等动作。本法适用于肩周炎初期，对慢性期肩周炎只宜用于止痛。

（3）反馈取穴法：头部的阳白穴可用于肱二头肌长短头炎症疼痛；鼻针的臂点（鼻旁眼眶下一横指处）也可用于肱二头肌肌腱炎。

（4）患者坐于床上，或术者蹲于患者旁侧，拇指按压上巨虚穴并领其做抬肩前后旋转、后背等上臂活动。视其是否比术前活动幅度增大。

【护理和自我保健】

（1）注意防寒保暖，避免肩部受凉。

（2）加强肩部的功能锻炼：如可经常做仰卧式前后旋臂和爬墙及打太极拳、太极剑、门球等运动，但要注意运动量，以免造成肩关节及其周围软组织的损伤。

（3）纠正不良姿势。

（4）注意相关疾病的治疗：如糖尿病、颈椎病、肩部和上肢损伤、胸部外科手术以及神经系统疾病。

（5）对健侧肩应积极预防肩周炎。

（6）自我锻炼：①嘱患者仰卧床上，患肩放在床边，以固定肩胛，然后进行摇臂；②嘱患者立于墙前，患臂手指贴墙，并向上移动。另可以进行穴位按摩、捏压患处、功能锻炼等康复方法。

第四节　疼痛肘

疼痛肘是肘关节外侧疼痛和轻度肿胀，又称肱骨外上髁炎、肱桡滑囊炎或桡侧伸腕肌腱炎等。俗称网球肘、羽毛球肘、高尔夫球肘。

【病因】

最常发生在家务劳作者、需手臂用力的工作者、整天使用计算机的人员，由于反复的工作、打扫、搬重物等，手臂过度使用、超负荷负重、用力不均匀等造成肱肌轻度移位，并牵累肱桡肌；打羽毛球、打乒乓球、打网球或高尔夫球时用力不协调、过度使用、受伤等情况下造成肱肌、肱桡肌等外侧伸肌腱挫伤（肘部附着点的微小破裂及无菌性炎症）或轻度移位，如该类状况反复持续发生，则使肱骨肌腱纤维退化，外上髁缺少肌腱保护而致骨组织呈锐性增生。

【症状】

提重物或握手、旋转门把手、手掌朝下拾东西时会在肘部外侧引起疼痛；重者前臂屈伸、弯曲、外展发生障碍，甚至不能持物，严重者休息时也会产生肘部疼痛。

【治疗】

治则：通络、理肌、舒筋、消炎、止痛。

取穴：曲池、手三里、胸椎线、腰椎线、合谷。

手法：采取理筋法和分筋法。

操作程序：

（1）揉拨肱肌，并向外下方弹拨。

（2）揉拨肱桡肌，抚平肱骨外上髁的锐性增生物。

（3）有尺桡近端关节分离者，应进行整复。以一手掌托住肘后部，另一手握住腕部，屈伸前臂 1～2 次，乘势两手相对搬推，肘部可发出轻微的“咯哒”响声，肘部软组织变松软，即告整复成功。若分离关节整复后复发者，应采取强筋手法。

【护理和自我保健】

（1）平时应注意进行循序渐进的强筋锻炼，加强手臂、手腕的力量练习和柔韧度练习。

（2）锻炼时应注意运动的协调一致，运动强度要均匀合理，不可使手臂过度疲劳。

（3）打球等运动前要做好热身准备活动，尤其充分做好手臂和手腕的内旋、外旋、背伸的练习。

（4）每次打球后，要重视按摩手臂的放松练习，使肌肉能得到舒缓而不僵硬，保证手臂肌肉舒张和收缩的协调性，减少网球肘的产生。

（5）适时地使用弹力绷带和护肘，预防慢性网球肘的发生和加重。

（6）不要在太硬的球场上强力击打速度很快的球，不要打湿重的球。要纠正错误的击球动作，防止网球肘的发生和加重。

［附］小儿桡骨头半脱位

小儿桡骨头离开了正常的位置，而并无关节囊破裂。

【病因】

多在小儿手拉手游戏，家长给小儿穿脱衣服或领小儿走路时发生，因过度牵拉前臂所致。

小儿桡骨头和桡骨环状韧带发育不全，若过度牵拉小儿前臂，会使桡骨头从环状韧带中滑出而发生本病。

【症状】

有牵拉前臂史。半脱位后小儿哭闹，患肢不敢活动而垂于体侧，前臂呈旋前位。局部疼痛和压痛，但无明显肿胀。

【治疗】

术者一手握住患儿的患侧肘部，以拇指压在桡骨头处；另一手握住患侧腕部，将前臂微微过伸和旋后（有的患者需旋前），然后将患侧肘关节屈曲即可复位，轻轻牵拉患儿前臂不再哭闹，一般不需固定。

【护理和自我保健】

防止再度牵拉前臂，二三天内患臂尽量少活动。

第五节　胸肋迸伤

胸肋迸伤是常见病，它包括胸肋关节和肋椎关节的错缝，以及肋间肌的轻度移位、肋间神经痛等。俗称“岔气”。

【病因】

人们在日常生活中，由于跌、仆、扭、闪等，引起胸背、腰腹等部位的胀痛，甚至开玩笑的不协调动作也能引起疼痛。打喷嚏、咳嗽等可使疼痛加剧，甚至于深呼吸都困难。触诊局部无明显变化，也不像棘上韧带撕裂那样有韧带剥离的体征。

【症状】

由于损伤部位不同，其疼痛部位也有差异。但它们的共同特点是咳嗽、打喷嚏、深呼吸都会使疼痛加剧，而且出现不同程度的机能障碍，如俯卧起坐、侧身转体等均感困难。

【治疗】

治则：通络、舒筋、行气、活血、祛瘀。

取穴：胸椎线、臂相应点（即孔最穴附近）、臂太溪穴、阳溪、阳谷、臂腰痛点等。

手法：采用按揉法、摩法、揉法、抹法。

操作程序：

（1）臂穴按摩：找准疼痛部位，在臂穴相应点进行施术，嘱病人做弯腰、屈背、咳嗽、深呼吸等动作，看其是否减轻。

若第十一、十二肋处软组织疼痛，可取同侧桡骨茎突（即列缺穴附近）；乳胸部疼痛，可取同侧的前臂相应点（即孔最穴附近）；胸部如呈纵行串痛，可取食指的第二指关节处（臂太溪穴）；腰窝部疼痛，可同时按压阳溪、阳谷两穴或两腰痛点。

（2）按压、振颤呼吸法：前胸痛取仰卧位，腰背痛取俯卧位（找准疼痛处）。术者两掌按压疼痛部位，嘱病人做深呼吸，当手下感到其气已吸满，让其自由呼出，同时进行振颤，反复操作三至五次。此法有理气、顺气、还纳关节开错的作用。

（3）理筋法：肋间肌有移位者，应采取理筋手法，使其归位还槽，解除对肋间神经的牵扯。

【护理和自我保健】

（1）平时应注意进行强健筋骨的锻炼，如太极拳等以加强胸壁肌、腰肋肌的力量及柔韧性。

（2）注意日常生活中动作的协调一致，防止由外伤或迸气用力、提拉托举、搬运重物、扛抬负重时，姿势不良、用力不当、旋转扭挫、筋肉过度牵拉而损伤。

第六节　急性腰扭伤

急性腰扭伤俗称“闪腰岔气”，是一种多发病、常见病，臂穴按摩对其有良好的治疗效果。

【病因】

（1）由于搬抬提拿重物时动作不协调，扭伤腰肌；上下楼梯或走在不平路径上踩空也可引起腰部肌肉痉挛或小关节错缝。

（2）素有慢性腰肌劳损者，春秋季节气候急剧变化前一两天很容易急性发作，大多有诱发因素，如刷牙、挂门帘、打喷嚏、旋转腰身都可引起剧烈的疼痛，患者自认为是闪腰岔气，其实不然。

（3）久坐电脑桌前工作，起坐转身用力不协调时腰部肌肉、筋膜、韧带等软组织过度牵拉而扭伤腰肌。

【症状】

急性腰扭伤的部位不尽相同，但其症状表现大多相似；可表现为腰部剧烈疼痛，坐卧转身极为困难；有的咳嗽、喷嚏、增加腹压等动作都会引起撕裂样的疼痛，甚至不敢深呼吸。轻者尚能工作，但休息后或次日疼痛加重，甚至不能起床。检查时见患者腰部僵硬，腰前凸消失，可有脊柱侧弯及骶棘肌痉挛。在损伤部位可找到明显压痛点。

【治疗】

详细询问发病史，触诊或 X 光片排除腰椎压缩性椎骨骨折、骨结核等不适宜按摩病变者外，便可施用手法按摩。

治则：舒经活络、整复错缝、理筋止痛。

取穴：臂腰痛点、臂肾俞、阳溪、养老穴等。

手法：按压、揉拨、旋转复位、理筋等手法。

操作程序：按损伤部位不同分别叙述。

（1）筋膜质炎：多发生在十一二胸椎旁的骶棘肌段，此处为背阔肌、下段斜方肌与深层的骶棘肌相汇处。走路时抬腿或甩手此处都会产生联动，转体不当容易损伤。无菌性炎症多发于右侧肌筋，可触到一扁平状的筋结。治疗时患者正坐于方凳上，术者立于其前方按压阳溪、养老穴，并嘱患者做站立坐下及转腰的动作，当患者感到疼痛缓解时，术者坐于其后施行理筋等手法：①在筋结部位进行逆时针的揉拨和理顺手法三至五分钟；②在十二肋下，腰大肌旁进行揉按二至三分钟。手法结束后，嘱患者自己做站立、走动、起坐等动作，如尚有疼痛或转体不方便的感觉还可重复前面的手法。总手法时间约为十五分钟。

腰部骶棘肌的损伤如肾俞、大肠俞处有筋结者，也可应用上面的手法进行治疗，尤其在开始按压臂穴时应取臂腰痛点来缓解疼痛，余者类推。

（2）腰椎后关节紊乱综合征：触诊腰椎棘突有偏歪，上下脊间隙等宽，腰痛伴牵扯下肢疼痛但痛不过膝；确诊后可施以手法治疗：①按压臂腰椎线相应点，患者同时做起坐、旋腰等动作。②施以腰椎旋转复位法，以第四腰椎棘突向右偏歪为例：患者正坐方凳上，术者坐于后侧，助手用双腿夹住患者的左腿，如当场无助手可让患者骑于 60 厘米宽的床头上，术者立于其后。术者的左手拇指顶按住偏歪的棘突右侧；其右手伸到患者的腋前并将手掌搭于颈后下部，开始扶持患者向前弯腰，以左手拇指指下有折叠感为宜；术者的右手推动患者上身向右旋转，当腰部感到放松时两手向相反方向进行搬动，此时左手拇指下会有位移或发出弹响声，整复成功。如棘突向左偏歪，术者的左右手和搬动动作都与此相反。③患者俯卧位施以揉按等手法，可取肾俞、大肠俞、上环跳（环跳穴上三寸）、殷门、委中、风市等穴各揉按一至二分钟，结束治疗。

（3）腰椎椎体假性滑脱及腰椎过度前屈：①患者仰卧位，术者立于旁，揉点臂脐点及臂腰椎线点。②患者两腿屈曲，术者叠掌振颤滑脱的腰椎在腹部的相应处，振颤数秒后，突然发力向下按压。施以此手法前需查清椎体是否有骨刺和骨质疏松，附近脏器有无炎症等禁忌证。③定点侧拉整复法：患者侧卧位，下面的腿做屈曲位，上面的腿向前20°～30°伸直；助手立于床头前下方，双手握住踝部；术者立于腰部后方，用拇指按压住滑脱椎体的上一个棘突根部，另一手扳住肩前部以防止其上半身向前旋转。整复开始术者发出“一、二、三”口令时，助手便向前下方牵拉，此时术者指下会有位移感，整复成功。

（4）骶髂关节部筋结症：此症多发于髂后上棘附近，触诊可见有一杏核大小的硬结，其内侧有一凹陷，此筋结是由脂肪纤维形成的结合体，故比较坚韧。此症多发于35岁以上的体胖女性，男性或体瘦者多为条索状筋结。①患者正坐方凳上，术者坐于后。用拇指揉拨其筋结并向内凹陷处推压，时间六至七分钟。②揉点臂穴的手背相应点，以松解筋结的坚韧度。以上两手法可以交替运用，总时间约十五分钟。

（5）患者俯卧，用拇指或肘尖按压殷门穴约三分钟，以有热流向上传至腰部为最佳。此法适用于各型急性腰扭伤。

【护理和自我保健】

（1）首先要加强腰骶部锻炼，以加强腰骶部肌群的力量强度、灵活性和柔韧性，提高身体素质。

（2）长年久坐的人群，因工作等习性而引起腰背部肌肉群比较薄弱，容易损伤；因此，应有目的地加强腰背肌肉的锻炼，如做一些前屈、后伸、左右腰部侧弯、回旋以及仰卧起坐等动作，使腰部肌肉发达有力，韧带坚强，关节灵活，减少得病的机会。

（3）肥胖、超重者应注意减肥，以减轻腰部的负荷。

（4）要注意劳逸结合，自我调节，避免长期固定在一个动作上和强制的弯腰动作；如站久了可以蹲一蹲，蹲下不仅使腰腿肌肉得到放松休息，而且也减少了体能的消耗。

第七节　棘上韧带撕裂

棘上韧带撕裂，多发于30～40岁的壮年人。由于棘上韧带是覆盖在椎骨棘突顶上的梭状纤维组织，内有脊神经后支（传入神经）分布，易发生微小损伤而引起严重疼痛，影响劳动和生活。

【病因】

急性者，多因弯腰搬取重物或因转身动作不协调，致使纤维组织受损，疼痛严重；慢性者，无明显的外伤史，多因久治不愈、慢性劳损所引起。

【症状】

急性者，多发生于下腰背部，以第四腰椎为多，第三、五腰椎较少见。腰部呈刀割样、针刺样或断裂样疼痛，坐卧困难，且不能弯腰。个别的也可引起下肢和腰背部深层酸痛。以拇指触诊，可发现棘突上有1厘米左右大小的浮起物，用拇指拨动有紧束感，有与骨组织分离的感觉；以肿胀为主的，指下有钝厚、光滑的感觉，弹性变小，韧性很差；如有隆起，则压痛明显。

慢性者，多发于后腰背部，以七颈椎至二胸椎或七胸椎至十胸椎为多，易发生于久坐办公室的人员。疼痛不像前者那样剧烈，但绵延不止，较难治愈。触诊时可发现条索状剥离长达 1～4 厘米。棘上韧带撕裂应注意与腰背风湿症、腰椎后关节紊乱症相鉴别。

【治疗】

治则：疏经通络、行气化瘀、理筋止痛。

取穴：臂胸椎线、臂腰椎线、臂颈椎穴、外关穴、合谷穴等。

手法：揉、拨、按、压、点等法。

操作程序：

在臂穴相应点上进行揉拨、按压，对恢复其剥离韧带的弹性和韧性有显著疗效，有利于复位。如第四腰椎棘上韧带剥离，在腕背正中，靠近第三掌骨基底进行按压；第十胸椎棘上韧带剥离，则在外关穴附近揉点。以此类推。本法可用于急性棘上韧带撕裂者局部施术前，以缓解疼痛；对慢性棘上韧带撕裂亦有舒张韧带、加强贴附的良好效果。实践证明，用臂穴相应点、分体对应穴治疗棘上韧带撕裂优于其他方法。

【护理和自我保健】

（1）平时注意进行体育锻炼，以加强颈、胸、腰骶部脊柱相关肌群及肌筋等组织的柔韧性、强度、灵活性和耐久力；注意保暖，防止风寒湿等邪气侵袭入络而痹阻经脉。

（2）注意抬重物、捡拾东西时避免过度弯腰动作，以防扭伤腰部。并注意劳逸结合，自我调节，避免长期固定在一个动作上和强制的弯腰动作，如站久了可以蹲一蹲，活动一下腰腿使肌肉得到放松休息和调整。还可辅以局部外用擦剂。肥胖者应注意减肥，以减轻腰部的负荷。

（3）长期伏案工作者，应注意定时调整腰部的姿势，使长期处于紧张状态的腰背部棘上韧带得以松解，防止棘上韧带慢性损伤的发生和加重。

第八节　臀上皮神经损伤

臀上皮神经损伤是腰腿痛中的另一种常见病，多发于中年劳动者。

【病因】

由于搬抬重物、下蹲起坐时，因不协调动作引起臀上皮神经移位，民间俗称“筋出槽”。若无明显的外伤史，治疗不及时，则转成慢性损伤。本病急性发作期属中医学的风寒湿邪所致的痹症。

【症状】

患侧胯腰部呈针刺样或撕裂样疼痛，俯身、挺腰均感困难。急性损伤者，可在胯部上环跳穴（环跳穴上三寸处）触到出槽的肌筋呈绳索样，或前或后有凹陷的沟痕。风寒湿邪所致者，筋结多呈卵圆形，韧性较大，可与前者鉴别。根据症状，本病不难确诊，但应与腰椎后关节紊乱症、梨状肌损伤综合征和骶髂部筋结症相鉴别。

（1）臀上皮神经损伤与腰椎后关节紊乱症的症状很相似。前者腰痛伴腿痛，后者则以腰痛为主（有时也牵扯腿痛），前者腰椎棘突不偏，后者有偏歪。不过也有两者合并发生的情况。

（2）臀上皮神经损伤的腿痛，一般不过膝，直腿抬高试验为阴性，健侧直腿抬高时，则患侧有痛感；梨状肌损伤综合征的腿痛，则放射至足部，直腿抬高试验出现假阳性，即直腿抬高 60°以下腰腿有胀痛，抬高 60°以上腰腿疼痛消失。

（3）骶髂部筋结症，多发病于 35 岁以上的体胖患者，在骶髂关节附近，可摸到杏核大小的筋结，且旁有一凹陷，与筋结大小相当；臀上皮神经损伤的筋结则在上环跳处。

【治疗】

治则：通络、舒筋、活血、祛瘀、止痛。

取穴：合谷穴、阳溪穴、腰痛穴、足少阳经筋、足太阳经筋及经俞穴。

手法：揉、点、按、压、摩法。

操作程序：

（1）术者立于患者前面，揉点合谷穴及阳溪穴（臀上皮神经在臂穴的相应点）二至三分钟，嘱患者做起坐、站立、弯腰等活动，直到患者感觉轻松为止。此法也可作为第二法推拿麻醉的配合治疗，效果更好。

（2）患者正坐方凳上，术者坐于侧后，一手拇指在出槽的臀上皮神经上端向上推拉，另一手拇指在其下轻轻弹拨（慢性者用力较大），用力方向应向有塌陷（沟痕）的一边，归位后再将其周围的软组织进行理顺铺平（就像絮棉花一样铺平）。此时腰部肌肉已放松，疼痛减轻，起坐、行走也会自如。

【护理和自我保健】

（1）注意搬抬重物、下蹲起坐保持动作协调一致，防止臀上皮神经移位。

（2）注意保暖，防止风寒湿等邪气侵袭入络而痹阻经脉。行温通筋脉、理经通络功法。

（3）防止筋出槽的发生，如出现此类情况应及时治疗，防止迁延不愈转成慢性病变。

第九节 腰椎间盘突出症

腰椎间盘突出症又称腰椎间盘纤维环破裂症，是好发于 30 岁以上青壮年的一种常见的腰腿痛病，男女均可发生，无性别差异。

【病因】

椎间盘外周的纤维环虽然比较坚韧，但因椎间盘受到一次性外伤或多次反复的长期损伤而导致纤维环的退行性变性，又因纤维环无直接血供，故纤维环损伤较难恢复；在过度体力劳动，体位骤变 ，猛然用力或暴力撞击下会发生纤维环破裂；或不完全性破坏，髓核被挤压从破裂口溢出或膨出，产生一系列对脊神经根压迫症状。没有外伤史者亦可发生本症，主要是受寒所致。

【症状】

（1）大多数患者有数周或数月的腰痛史，或有反复发作的腰痛史。腰痛程度轻重不一，严重者影响翻身、坐立。一般在休息后可使症状减轻。咳嗽、喷嚏或解大便用力均可使疼痛加剧。腰部做各个方向的活动均有不同程度障碍，尤以腰部后伸障碍最为明显，少数患者在前屈时明显受限；多数患者出现不同程度的脊柱侧弯，大多突向患侧，也有少数突向健侧，故走路时形成“缩腰斜胯”步态。腰椎前屈生理曲度往往变小或消失。

（2）一侧或双侧下肢产生坐骨神经分布区域“放射痛”，这是本病的主要临床表现，常在腰痛减轻或消失时出现。疼痛由臀部开始，逐渐放射至大腿后侧、小腿后外侧，有的可发展到足背外侧、足跟或足底部，影响站立和走路。如果突出髓核属中央型或在椎管内能移动，其放射痛可能是双侧下肢或交替疼痛；病程较长者可发生下肢主观麻木感；坐骨神经控制的某个肌群会产生萎缩现象。

【诊断】

由于医学影像CT/MRI技术的发展与成熟，确诊本病已不是难事，还可参考以往的压痛点检查，如L_4L_5、L_5S_1旁以及环跳、巨髎、委中、阳陵泉等穴均可出现放射性压痛，均可作为参考。过去采用的直腿抬高试验阳性、拇指背伸阳性不能作为确诊腰椎间盘突出症的依据了，因为CT/MRI影像显示腰椎间盘髓核突出或膨出，而直腿抬高、拇指背伸试验为阴性者并不罕见。

【治疗】

治则：松解肌紧张与神经粘连对神经根的压迫，拉宽椎间隙，为髓核回纳创造有利条件。

取穴：大柱、脾俞、肾俞、上环跳、殷门、阳陵泉等穴，以及臂穴中的腰椎线。

手法：揉、点、按、压及动法。

操作程序：

（1）患者俯卧位，术者立于旁侧，①双掌从上背的脊柱两侧向下推按至腰骶部再向两髋部分推为一遍，可反复推按二、三遍。②掌揉背腰部膀胱经络二、三遍。③施“双龙摆尾振颤按脊法”（见前）。④指压六、七颈椎旁的夹脊反应点（此为四、五腰椎的对应穴）各二至三分钟；点按大柱（骨会）、肝俞（肝主筋）、脾俞（脾主四肢）各一分钟左右；用拇指或肘尖按压肾俞、大肠俞、关元俞、膀胱俞各一至二分钟（以上穴位可选择轮换运用）。⑤掌根揉按臀部，然后点压上环跳穴（正环跳穴的上三寸许）以下肢有酸胀感为度。⑥掌揉大腿后侧，从臀后横纹揉至腘窝处，改用多指揉拿小腿后侧至踝部，反复操作二、三遍。⑦拇指按压承府、委中、承山等各一分钟；拿昆仑、太溪一至二分钟。⑧患者侧卧位施以腰部斜扳法（见前）。患者侧卧时，先健侧在下行斜扳法，斜扳成功后再改换患侧在下的体位实施斜扳法。⑨患者仰卧位从大腿根部至足踝部，施以多指揉捏法二、三遍，继而点按风市、阳陵泉、绝骨、丘墟、太冲等穴各一分钟左右。⑩术者一手拇指按压患者左前臂手三里下一寸的“扭伤穴”；另一手按压手腕部的腰椎线的相应点；同时嘱患者主动进行直腿抬高，对比按摩前抬高的幅度。以测试按摩是否起到了良好的效果。⑪患者正坐，术者立于后，拿按两肩井穴，点按两曲池穴，以“引其浊气下行”。结束治疗。

本操作过程用时三十分钟左右，每治疗十次为一疗程。

（2）腰椎间盘突出症“定点间歇斜拉压复位法”。

在患者进行二、三次按摩后可使用本方法进行复位：患者可自带一两名陪护人员，上床前抽出腰带并将鞋放在床尾下以备结束治疗后穿用。术者立于患侧，患者俯卧位，双手把住床头，胸部不要垫枕；一助手站于床头，用手托住患者两腋下以防复位时患者上身不要下滑；另两助手立于床后，双手各握住患者的踝部；在腰背部施以放松的治疗手法（时间六至七分钟）；术者根据 CT/MRI 显现的突出或膨出部位，在其脊间隙旁侧找到压痛点，并用双拇指按压住；如有二、三个突出或膨出，先从最下一个进行整复。助手和术者都准备好后，可让握踝的助手稍向后拉并抬离床面，当术者指下有“折叠感”时，便呼号“一、二、三”。此时两助手用力向后牵引，术者也趁势往下按压，此时可以听到“咔哒”响声，或指下有位移感，整复已成功。如一次不成功者，可再进行一、二次拉压，一般不超过三次，都能取得满意效果。此时床头的助手放开握住腋下的双手，术者一手固定按压处，另一手托住患者胸前，握踝的两助手向下牵引双腿，当患者大腿根部与床边平齐时，给其穿上鞋。术者帮助患者往起站立，并嘱其腰部不要用力，以防再度突出。患者站立后，可系宽腰带固定腰部。陪护人员搀扶患者乘车回家，卧硬板床休息两三日，再行巩固按摩治疗。

有些患者复位后可有腰腿疼痛反应，但过半日一日，疼痛就会减轻或消失。有多个突出或膨出者，可另找时间进行整复。

经验证明，此种复位方法比较安全可靠，因它是人工“纵行牵引”有一定的弹性，比机械牵拉更稳准；术者的指压更为准确可靠，可促使突出或膨出回纳。在施术时握踝的助手配合一定要默契，抬腿的高度、牵拉的方向和力度要听从术者的指挥。平时对助手如能培训，其成功率会更高。

【护理和自我保健】

腰椎间盘突出症患者，要睡卧硬板床，不要坐软沙发；腰部需保暖，有条件也可施热敷（见“急性腰扭伤”一节）。

（1）避免不良劳动姿势。避免长时间弯腰用力劳动，如木工刨木、耕田锄地等。据报道，弯腰用力劳动时腰椎间盘承受的压力较一般站立时增加一倍以上，极易发生椎间盘突出。

（2）改正不良坐姿。学生或长时间坐位工作者应尽可能保持腰部直立，注意坐位时间不宜太长，适量活动。

（3）加强肌肉锻炼。强有力的背部肌肉，可防止腰背部软组织损伤；腹肌和肋间肌锻炼，可增加腹内压和胸内压，有助于减轻腰椎负荷。

（4）发现可疑症状，及时到医院诊治，接受正规合理的治疗，以免继发损伤。

（5）常规健康检查。对青少年或高危人群应定期进行健康体检，以期早发现、早治疗。

第十节　颈腰综合征

颈腰综合征是指发生在人体脊柱的退行性病变，也就是脊椎骨质刺样或唇样增生，它广泛地发生于颈椎、胸椎及腰椎椎体，由此产生一系列对软组织、神经根刺激症状。祖国医学认为，此病属风寒湿“痹证”范畴。依分体对应穴观点，颈部与腰部是相对应的，故颈椎增生与腰椎增生可同时存在，并交替发作，可能这是因为它们处在一个受力线上的缘故。前面对颈椎增生已作论述，这里着重介绍腰椎退行性病变的治疗。

【病因】

中老年人随着年龄的增长，椎体易于发生退行性改变，其发病特点是在脊柱生理曲线的凹侧，所以胸椎段椎体增生多发生于椎体前缘，而颈椎、腰椎则易发生于椎体后缘、椎弓和椎体后关节处。之所以增生主要是来自身体的压力，为了减轻椎体对身体重力平衡分担的负担，发生了椎体反应性增生改变，以取得新的生理重力平衡。换言之，“压力”可能是引起骨刺的主要因素，而骨刺则是椎体对压力的反应，是骨组织对“压力”所产生的代偿性产物，是一种对脊柱的保护性加强。不过增生初期由于炎性物质对周围软组织的刺激，会产生疼痛等一系列临床症状。祖国医学认为，中老年人，肾气渐亏，复感风寒湿邪侵袭腰府，邪气留滞经络导致该病。

【症状】

腰椎退行性病变好发于40岁以上的中老年人，男性多于女性。早期症状是腰部僵硬、酸痛，晨起症状较重，活动片刻会有所减轻，但再多活动，症状又会加重。本病不会引起坐骨神经痛，但可有下肢牵扯痛，一般痛不过膝。直腿抬高试验、拇指背伸试验均为阴性。X线拍片不难确诊，亦可排除其他骨质病变。

【治疗】

治则：行气活血、舒筋活络。

取穴：颈部对应点、大柱、肝俞、脾俞、肾俞、丘墟等。

手法：揉、点、搓等法。

操作程序：

患者俯卧位于治疗床上，术者立于旁。

（1）双掌从上背部沿脊柱两侧膀胱经揉至骶部，反复二、三遍。

（2）用拇指或肘尖，按压夹脊反应点；掌根按压神柱、筋索、命门、腰阳关等穴各半分钟；点按肝俞、脾俞、大肠俞及八髎穴等各一分钟。

（3）一手拉紧患者内衣或治疗布，另一手用小鱼际在八髎部位施以擦搓，只需三五下就会有热流向腿部放射。

（4）揉按臀部及下肢后侧一、二遍；点按环跳、承府、殷门、委中、承山等穴各半分钟。

（5）患者取仰卧位，双手多指揉捏患侧下肢；点按风市、阳陵泉等穴各一至二分钟。

（6）揉点丘墟至第四跖骨一段筋路（因此段与腰椎相对应）。

（7）患者正坐，术者立于后；用双拇指揉压颈椎中下段两侧；揉拿肩井、曲池，结束治疗。

全程治疗时间约三十分钟。

【护理和自我保健】

（1）避免不良劳动姿势，避免长时间弯腰用力劳动；长期伏案工作者应注意保持脊柱姿势的协调一致，改正不良坐姿。

（2）适时适量的锻炼，加强肌肉弹性和耐久性。避免久劳伤筋。

第十一节　腰椎椎管狭窄症

腰椎椎管狭窄症，是一种继发于椎间盘退变、椎体骨质增生、黄韧带肥大及椎体假性滑脱所引起的疾病，好发于40岁以上的中老年人。

【病因】

先天性发育不良椎管狭小者为原发性腰椎椎管狭窄症，临床上较为罕见。中年以后腰椎退行性病变，椎间盘髓核突出；黄韧带、后纵韧带松弛、肥厚、钙化；腰椎体后沿增生；椎体滑脱、错位导致管腔容积减少；椎间盘的髓核脱水、膨胀力减弱致使椎间隙变窄，黄韧带及后关节囊变松弛，脊椎失稳，会使脊椎骨假性滑脱到椎管腔内使其管腔进一步变窄。硬膜组织外水肿、粘连，血管瘀血；小关节增生肥大，致使侧隐窝、椎间孔变窄，从而压迫马尾与神经根而发病。如有外伤炎症等因素，可使症状进一步加重。病程呈进行性加重，卧床休息或牵引等治疗无效。腰骶椎X线摄片或CT可确诊。

【症状】

有数年反复发作的腰腿痛史。疼痛性质为酸痛、刺痛或灼痛，有的可放射到大腿外侧或前侧。并伴有间歇性跛行，多为双侧，可左、右交替出现。当站立和行走时，出现腰腿痛或麻木无力，疼痛和跛行逐渐加重，甚至不能继续行走，轻症者休息后好转，骑自行车无妨碍。病情严重者，可引起尿急或排尿困难。部分患者可出现下肢肌肉萎缩，以胫前肌及伸拇肌最明显，肢体痛觉减退，膝或跟腱反射迟钝，直腿抬高试验阳性。也有部分患者可没有任何阳性体征。本病与腰椎间盘突出症的鉴别点是：下肢放射痛可不受咳嗽、喷嚏、大便等增加腹压动作的影响；而腰椎间盘突出症下肢放射痛较为典型。做“腰部过伸试验”对确诊本症有帮助：患者俯卧位，术者一手压住上腰部，另一手托起双膝上部将腿抬高使腰过伸，可引起下肢麻痛加剧，这是诊断腰椎椎管狭窄症的重要体征。

【治疗】

治则：缓解肌紧张、松解神经根粘连，减轻腰腿疼痛。

取穴：背部脊柱两旁压痛点，以及脾俞、肾俞、关元俞、八髎等穴。

手法：揉、拨、㨰、按、捏、拿、屈膝屈胯内外旋等手法。

操作程序：

（1）患者俯卧位，术者立于旁，在背部脊柱及其两旁施以掌揉和㨰法，揉拨两侧骶棘肌，点按肺俞、心俞、膈俞、脾俞（也可改为按压夹脊穴）。

（2）在腰部施以掌揉法二、三遍；拇指或肘尖按压三焦俞、肾俞、命门、腰阳关、大肠俞及八髎等穴，各半分钟至一分钟。

（3）在下肢施以常规手法，掌根揉臀部、掌揉大腿后侧，揉捏小腿腓肠肌至跟腱，反复操作二、三遍，点按环跳、承府、殷门、委中、承山穴，拿昆仑、太溪穴。

（4）患者仰卧位，术者在下肢前侧施以揉、拿、捏等法，在膝周围用拇指揉按并取血海、梁丘、两膝眼穴，拿解溪、丘墟等穴。

（5）一手托足跟，另一手握足尖部进行屈伸、旋转等动作。

（6）检查时发现髋关节松弛者（股骨头半脱位）可施以屈膝屈胯内外旋的动法，但应注意右腿功能性变长者（如大货车司机）可不予整复。

【护理和自我保健】

（1）避免腰部受到风、寒侵袭，睡床要软硬适中，避免睡床过硬或过软，使腰肌得到充分休息；避免腰部长时间处于一种姿势、肌力不平衡，造成腰的劳损。

（2）经常进行腰椎各方向的活动，加强腰肌及腹肌练习，增加腰椎的稳定性。用腰时间过长时应改变腰的姿势，多做腰部活动，防止发生慢性劳损，防止腰椎发生退行性改变。

（3）倒退走时要选择平坦路面，并要挺胸和后抬大腿。进行倒退走锻炼要持之以恒，以每次走200～400步为宜，坚持每日一至两次。可以锻炼腰肌，以改善腰部血液循环、减少腰部疾病、增强腿力。

第十二节　骶髂部软组织损伤

骶髂关节软组织损伤属于中医“骨错缝，筋出槽”的范畴。是引起下腰痛的常见病、多发病。骶髂关节及周围软组织解剖结构的改变，导致脊柱内外平衡的失调而引起腰、臀部与下肢的疼痛与不适，也可造成盆腔脏器的功能紊乱。

【病因】

绊跌、下肢髋后伸的损伤，可致伤侧髂翼前倾；弯腰拾取重物、腘绳肌紧张，牵拉坐骨旋下向前，髂骨被旋后引起髂翼后倾；长期的不良姿势，如翘二郎腿，上翘腿之骶髂关节处于紧张状态；另外妊娠韧带松弛，也易造成骶髂关节不稳而引起损伤；慢性腰腿痛患者一侧骶棘肌紧张、短缩，也可造成两侧骶髂关节平衡失调。

【症状】

下腰痛、腰腿痛。前错位者以臀部、腹股沟部及大腿前侧疼痛为主；后错位者则以臀部及大腿后、外侧的疼痛为主；尾骶部痛、肛门紧感，为继发性骶尾韧带病变引起。患侧在上侧卧位时，翻身时疼痛加重。或表现为盆腔脏器功能紊乱症状：患侧下腹部胀闷不适和深压痛，肛门急胀感，便秘或排便次数增多，尿频、尿急甚至排尿困难，会阴部不适，女性痛经，男性阳痿等。

体征：①骨盆、脊柱代偿性偏斜。②站立时，将体重支持在健侧下肢，患肢屈曲，以减轻腘绳肌（半腱肌、半膜肌、股二头肌、大收肌坐骨部）牵拉。③双髂后上棘不在同一平面，高低不一。前错位：髂后上棘偏上、凹陷，髂前上棘前旋、低，患肢增长。后错位：髂后上棘偏下、突起，髂前上棘后旋、高，患肢缩短。区分前、后错位是手法复位的主要依据。④患侧骶髂关节处压痛，耻骨联合、坐骨结节处压痛。⑤俯卧位观察双下肢，可见患肢缩短（后脱位）或延长（前脱位）0.5～1厘米，即所谓的假性不等长。⑥坐位弯腰活动时，疼痛及活动受限程度均比站立弯腰时大为减轻，因为此时腘绳肌松弛，骨盆相对稳定。

【治疗】

治则：舒筋通络、滑利关节、活血散瘀、整复错位。

取穴：环跳、风市、梁丘、血海、足三里、上巨虚、丘墟等穴。

手法：揉、按、弹、拨等法。

操作程序：

（1）拇指在患侧手腕及手背的臂穴骶髂关节的相应点进行揉按，如臂腰椎线、臂八髎，在手掌部的臂腹股沟点等处按压，以缓解病变部的软组织痉挛。

（2）患者俯卧位，术者立于旁，双掌从上背部膀胱经揉至腰骶部二、三遍；点按大柱（骨之会）、肝俞（肝主筋）、肾俞及膀胱俞、小肠俞等穴。

（3）按压整复法：髂后上棘高于健侧者，双掌相叠，掌根置于髂后上棘处振颤数秒钟后重按压一次，手下有滑动感，两侧髂后上棘相平，整复成功。

如髂后上棘低于健侧者属髂骨前移位，患者取仰卧位双下肢屈曲，术者立于患侧，双手叠掌置于髂后上棘处，施以振颤按压数秒钟后重按压一次，手掌下有滑动感，两侧髂后上棘相平，复位成功。

（4）整复后在腰骶部及腹股沟两侧进行理筋、分筋等手法并放松两下肢肌肉，取阳陵泉（筋之会）穴结束治疗。

有关运动关节整复法参照相关章节。

【护理和自我保健】

（1）平时加强腰部的锻炼，增强腰部肌群及软组织的力度、弹性和耐久性。避免过劳及用力不正确出现伤筋。

（2）避免不良的劳动姿势，如绊跌、弯腰拾取重物时防止骶髂关节软组织发生损伤。

第十三节　坐骨神经痛

坐骨神经痛是下肢疼痛为主的一组症候群。

【病因】

坐骨神经痛属于中医“腰股痛”、“ 腰胯痛”、“ 腰腿痛”、“腰痛”、“ 筋痹”等范畴。祖国医学认为其病因如下：①风寒湿邪，侵袭人体，因居处潮湿、涉水冒雨、气候剧变、冷热交错，致风寒湿邪乘虚侵袭人体，留于肌肉，注于经络，气血痹阻而为痛。《素问·痹论》曰：“寒气胜者为痛痹”。本病以疼痛为重，故外邪以寒居多。②瘀血内停，闭塞经脉，《素问·刺腰痛论》云：“举重伤腰……恶血归之。”跌仆外伤，或体位不正，用力不当，摒气闪挫，损伤经脉气血；或因久病，气血运行不畅，皆可致瘀血内停，经络气血阻滞不通而疼痛遂生。③气血两虚，不荣筋脉，饮食失节，思虑劳倦过度，心脾受损，或久病成虚，中气受损，气血生化不足，无以濡养筋脉，运行气血，不荣则痛。④湿热蕴结，阻滞经脉，《丹溪心法》云："腰痛主湿热。"岁气湿热行令，或长夏之际，湿热交蒸，易感此邪，或风寒湿邪蕴结日久，郁而化热，而成湿热，湿热蕴结，闭塞经脉，气血阻滞而为痛。⑤肝肾亏损，筋脉失养，《景岳全书》谓："腰痛之虚证十居八九。"先天禀赋不足，加之劳累太过，或久病体虚，或年老体衰，或房事不节，以致肝肾亏虚，筋脉失养，则不荣而痛。

坐骨神经痛的病因病机以正虚受邪、虚实夹杂为特点，又与体质强弱、生活环境（久卧潮湿地，汗后当风）、气候条件、工作环境（久居过低温度如空调环境）等密切相关。青少年一般是长期的不良姿势造成（与日常生活或工作都有关系），故也称为姿势性坐骨神经痛。一般来说，坐骨神经痛的发生，以肝肾不足、气血两虚为内在因素，以风寒湿热之邪入侵为外在因素。初起以邪实为主，病位多在经络；久病则正虚邪恋，虚实夹杂，除气血不足外，亦可损及肝肾。

【症状】

坐骨神经痛多见于中老年人，男性居多，目前发病有年轻化趋势。单侧发病为多。症见畏寒、怕冷、喜温怕风，夜间疼痛更严重。弯腰或活动下肢时加重。患者常取各种减痛的特殊姿势，以减缓对坐骨神经的牵拉。起初在走路和运动时，下肢有短暂的疼痛，痛点不定，膝关节活动不利；进一步加重则发展为背部酸痛和腰部僵直伴剧烈疼痛。疼痛始由腰部、臀部开始，沿坐骨神经路线有放射性的酸痛，其疼痛常随气候变化而有所增减，患侧环跳穴、委中穴、合阳穴可有条索状筋节（阳性反应物）。

【治疗】

治则：舒筋活络、祛风散寒止痛。

取穴：环跳、风市、梁丘、血海、足三里、上巨虚、丘墟等穴。

手法：揉、按、弹、拨等法。

一般传统按摩法：请参阅本书第九章相关内容。并需辨证施以手法和取穴，力度以病人感到舒适为度。这里主要介绍王雅儒氏的下肢“分筋法”，实践证明对坐骨神经痛有较好的疗效。

操作程序：

（1）患者仰卧位，以左腿为例，将其左腿足跟最大限度的贴于臀部（如筋短靠不到股间，则就其能蜷的限度为止；膝关节有强直者不宜勉强）。①术者立于旁或坐在床边上，其右手扶住膝关节，左手从膝上大腿外侧用拇指弹拨胆经路线的肌筋至大转子处，其右手将膝部向内旋一定的角度，其左手拇指通过大转子、坐骨结节之间弹拨到环跳穴并点按数秒钟，此为一遍，反复操作二至三遍。②如前势，左手拇指从膝上弹拨大腿前侧的肌筋（股四头肌）至大腿根部为一遍，反复操作二至三遍。③如前势，术者左手扶膝部，其右手拇指从血海处向上弹拨脾经路线的肌筋至腿根为一遍，反复操作二至三遍。④如前势，术者右手拇指从膝上弹拨肾经路线的肌筋，至腿根为一遍，反复操作二至三遍。⑤将屈曲的小腿稍向前拉，术者用左手拇指伸到腘窝下弹拨大腿后侧的股二头肌（旧称“腘绳肌”，见注[①]）至坐骨结节处为一遍，反复操作二至三遍。⑥术者左手食指、中指、无名指扣住腘窝下，向小腿腓肠肌、比目鱼肌分拨至跟腱为一遍，反复操作二至三遍。⑦将患者足跟向臀部靠拢，术者左手拇指从外膝眼下弹拨足阳明胃经的肌筋（胫骨前肌）至踝部为一遍，反复操作二至三遍。⑧将患者足部稍向前伸，术者单拇指或双拇指扣住踝关节前

---

① 腘绳肌包括半腱肌、半膜肌、股二头肌、大收肌坐骨部。

的肌筋，从内至外分拨三至五遍。⑨如前势，术者左手拇指分拨足弓背面的肌筋，从内到外三至五遍。⑩术者左手拇指弹拨趾指关节处的肌筋，从第一趾指关节依次至第五趾指关节处的肌筋，三至五遍。⑪伸直患腿，术者用双手多指从大腿根部揉捏至足部并乘势握踝，抻抖数秒钟，结束治疗。

一般的传统按摩，要求患者尽量放松肌筋，此法则与其相反，在肌筋牵拉紧张的情况下进行弹拨，取其肌筋产生震动以疏通气血及经络，效果较佳，适用于坐骨神经痛（痹证及痿证）的治疗。

【护理和自我保健】

（1）宜选用硬板床休息，不适宜选用软床。注意生活有规律，劳逸结合，参加各种适宜的体育活动，以强健体质。

（2）注意不宜久卧潮湿地，运动后要防止汗后当风受寒，注意保护腰部和患肢不要受凉。注意日常生活或工作时保持正确的姿势，防止发生坐骨神经痛。

第十四节 跖筋膜劳损

跖筋膜劳损（跖腱膜劳损）好发于久立的人群，多引起跟骨增生和足底部疼痛。

【病因】

跖筋膜位于足底部，附着在跟骨结节上，其中央部分强韧，内外侧部分薄弱。它有保护足底肌肉、肌腱，协助活动，保护足底关节，支持足弓的作用。同时又是足底某些内在肌肉的起点。祖国医学认为：肾气亏虚是本病发生的内在因素，外伤、劳损或寒湿入络是该病的外因。

【症状】

患者足跟下或足心疼痛，足底有紧张感，不能久行，每遇劳累则更甚，得热则舒，遇寒痛增。检查时跟骨结节前缘压痛明显，牵扯跖筋膜可使其疼痛加重。

【治疗】

治则：舒筋活血、理筋止痛。

取穴：臂跟点、阴陵泉、筑宾、太溪、照海、然谷等穴。

手法：按、揉、弹、拨、擦等手法。

操作程序：

（1）患者仰卧，术者点按阴陵泉、筑宾、太溪、照海、然谷等穴。

（2）以拇指按揉局部及其周围，并弹拨跖筋膜附着点的前部；将其肌腱向趾指关节理顺，并按压数秒钟。

（3）施以擦法，擦揉足底，以透热为度。

（4）患者正坐，术者立于前侧或其旁，用拇、食指掐捏臂跟点；并嘱患者用足跟跺地，直至疼痛减轻为止。

【护理和自我保健】

（1）治疗期间，应尽量减少跑、跳、蹬的活动。按摩后可施药物热敷。

（2）注意局部保暖，勿用过凉的水浸泡伤处。

第六章　五官科疾病

第一节　鼻　衄

鼻衄，即鼻出血，是临床常见的一种病症。由于肺、胃、肝火热偏盛，迫血妄行，以致血溢清道，从鼻孔流出而成鼻衄；亦有因肾精亏虚或气虚不摄所致者。

【病因】

长期居住在内陆、高原、山区的人，由于气候湿度较低，或因本人体内肺胃之火旺盛上炎，引起鼻出血。此症易于确诊，但应与外伤、血小板减少、内分泌紊乱等疾患相鉴别。中医临床分为虚证、实证两大类。实证者，多因肺、胃、肝之火为主，内火循经上蒸鼻之脉络而为衄；虚证者，多见于肝肾阴虚，虚火上越，灼伤脉络而致衄，或因脾气虚弱，气不摄血而为衄。青少年学生由于情绪急躁容易发生本病。

【症状】

血从鼻孔流出即为鼻衄。鼻衄轻者，仅涕中带血丝；严重者，血从口鼻涌出。

【治疗】

治则：清热、滋阴、降火、止血、摄血。

取穴：臂穴胸及上腹对应部分。

手法：推法、擦法。

操作程序：

鼻衄的治疗较为简单，一般用清天河水法。本穴属心包经，心主血，用冷水来回推有清心凉血作用，故可使血分不妄行。以相应部位来说，前臂属胸及上腹部分，故在此处运用清法，就好比直接用在胸腹部，以清泻肺火之热，故有治疗鼻衄之作用。

患者正坐，裸露前臂（多以左侧为主要施术部位），术者坐或立于对侧，用一手的食、中、无名指或小鱼际部，沾清水在前臂腕至肘的中心线上，往返推擦 300～500 下，推擦中间应不时沾冷水。每次施术约四至五分钟。一般经二至三次治疗即愈。

【护理和自我保健】

（1）积极治疗可以引起鼻衄的各种原发疾病，发生鼻衄时安定病人的情绪，使病人密切配合医生的治疗。

（2）要注意锻炼身体，预防感冒，天气干燥时，应饮用清凉饮料；忌暴怒；戒除挖鼻习惯，避免损伤鼻部。

第二节 牙 痛

【病因】

牙痛原因很多，一般多因胃有湿热郁而化火，或外感风寒入阳明郁而化热，或虚火上炎所致。此外，还可因多食甘酸之物，侵蚀牙齿成龋而得。

【症状】

牙痛，遇冷、热、酸、甜等刺激时可加剧。中医学认为，牙痛有虚、实之分。实痛多因胃火引起；虚痛多因肾虚所致。由胃火引起者，常伴有口臭、便秘等症；由肾虚引起者，常伴有牙齿松动、神疲等症。

【治疗】

治则：舒经活络、安神定痛。

取穴：齿点、齿肋对应点和颌髂对应穴。

手法：揉、点、按、摩等法。

操作程序：

以疏通患部经气、安神定痛为主。

（1）取臂穴两齿点：病人正坐，术者一手中指点按少海穴，另一手拇指按压下极泉穴（腋前横纹靠胸壁下四横指，胸大肌的外缘处），以病人齿龈内有凉风感或牙痛即止为度，揉点大陵（泻法），用清天河水法，以清泻胃火，揉点阳池（臂肾俞）、臂太溪穴，以补肾止痛。

（2）运用齿肋对应点和颌髂对应穴来治疗牙痛有速效。所谓齿肋对应点是指两侧五至十二肋端对应于上齿。如左侧第一上磨牙痛，就在第十肋端其反应点进行按压，疼痛即止。颌髂对应穴，则是下齿对应于髂棘前缘和耻骨上缘。两对门牙、一对尖牙分布于耻骨上缘，其余五对牙齿则分布在两髂骨的前缘，以十二肋端直下的髂骨上缘作最后一个磨牙的对应点，依次向下推之即可。如下齿第三磨牙痛，就可在髂棘与十二肋相对处进行按压；下齿切牙痛可在耻骨联合处上边缘进行按压，亦有立即止痛的作用（详见第三章）。

【护理和自我保健】

（1）保持口腔卫生，坚持早晚刷牙，饭后漱口，防止牙痛。必要时去医院治疗。

（2）多吃粗糙硬质和含纤维质的食物，应用横颤加竖刷牙法，改善周围组织的血液循环，减少牙病所带来的痛苦。

（3）从小养成习惯，睡前不吃甜食，减少窝沟龋的发生。

第三节　近视眼及其他眼疾

近视眼是当前青少年及儿童好发的眼病。

【病因】

由于照明设备、读书写字姿势及食物构成等种种复杂因素影响，使许多学生的眼睛屈光不正而造成近视，给他们的学习和工作带来许多不便。

【治疗】

以局部手法配合臂穴眼点。

（1）病人仰卧，术者坐于病床头前，将双拇指放在大眼角，向上向外沿眉毛转至两太阳穴下，再转至眶下四白穴，后向内转至鼻柱根旁，这样反复揉转三至五遍。在此圆周线上有攒竹、鱼腰、丝竹空、太阳（必要时还可向后延至角孙穴，再回到小眼角处）、颧髎、四白穴。它们除睛明穴外，均用逆时针手法（即泻法）。

（2）揉点两通天、两率谷各半分钟，或采用逆揉法。

（3）病人正坐，按压三焦俞或内三焦俞（第一腰椎下旁五分）、肝俞及二、三颈椎间隙旁各半分钟。施术时，两侧穴位同时按压，各穴均以眼内有发胀感为佳。

（4）揉按两侧臂穴的眼点（上臂腋横纹肱二头肌的肌腱外缘凹陷处），以眼内有凉感为度。本穴有注经气、明目作用，故绝大多数患者较敏感。

其他眼病，如复视、急性结膜炎、沙眼等，均以本套手法为准，并可对症加减其他穴位，如眼球充血，可加曲池；急性结膜炎眼球胀痛者，可捏大骨孔穴（拇指指间关节背缝中）和小骨孔穴（小指第一指间关节背缝中）。

【护理和自我保健】

（1）不要长时间一个姿势看书、看电视，每天早、晚向远处眺望片刻，再闭眼一分钟，睁眼后两眼球向左右各旋转十圈。以同样方法反复做三至五遍。

（2）注意保持平衡饮食，不挑食、偏食，五谷杂粮及蔬菜、水果应均衡摄入。

第四节　耳　鸣

耳鸣是自觉耳中鸣响，有如蝉鸣，或如潮声，或大或小，妨碍正常听觉的一种疾患。

【病因】

多因肝胆风火上逆，致使少阳经气闭塞；或外感风邪，壅遏清窍；或因肾气虚衰，精气不能上达于耳所致。

【症状】

耳中嘈杂，似蝉鸣，或如水声、风声作响。实证：鸣声不断，按之不减。肝胆之火上逆者，多见面赤口苦，烦躁易怒。外感风邪，多见寒热头痛。虚证：鸣声时作时止，劳倦加重，按之则轻。肾虚者多见头昏腰酸，遗精，带下等症。

【治疗】

治则：清肝泻火、疏风解表、补肾益精。

治疗方法一

（1）揉点臂耳区（三角肌下三分之一处，三角肌下滑囊前陷中）的臂耳门点，约两分钟。

（2）肝胆火旺者，泻臂胆俞（左手会宗穴）、臂肝胆区；血压高者，加取调压穴；交感神经型颈椎病引起的耳鸣，应对症治疗（见颈椎病一节）；肾虚者，加臂肾俞（阳池）、臂肾区等穴。

治疗方法二

患者正坐，术者立于患侧。

（1）臂丝竹空点三至五分钟。

（2）拇指、食指、中指对按臂内耳点、臂外耳点揉二至三分钟。

（3）揉点肩贞穴（手太阳小肠经穴，腋后纹直上一寸处）二至三分钟。

（4）点揉臂肺点（逆时针）二至三分钟。

（5）轻推对侧肺经穴 200 下（即在无名指掌面从指根到指尖来回推擦）。

【注】

以上两法可以交替使用或辨证施治。

小儿推拿用穴五个手指掌侧面从指根到指尖分别为拇指脾土、食指肝木、中指心火、无名指肺金、小指肾水。

【护理和自我保健】

（1）鸣天鼓：两掌搓热，用两掌心分别掩住左右耳，手指托住后脑部，食指压在中指上，使食指从中指上滑下，以此弹击后头部发际处，听到咚咚之声，如击天鼓。共鸣天鼓 81 次。

（2）擦耳根：将两手掌放于两颊，食指与中指张开分别放于耳前耳后，上下擦搓耳根一分钟，有发热感为度。

（3）生活中尽量避开噪声污染环境，如高频及低频扩音器；不要经常用耳塞、耳麦听节目。

（4）玫瑰花 50 克，菊花 30 克，佛手 500 克，生山楂 100 克（切片），益智仁 30 克。调匀加蜜腌制，12 天后食用。每次用 6 克，咀嚼含津咽下，日服三次。糖尿病者可研末冲服。

第五节　慢性咽炎（梅核气）

慢性咽炎又称为“梅核气”、“慢性喉痹”，它有阴虚火旺、阳虚寒凝、脾胃气虚、肝气郁结等证型。临床见咽喉部异物感及伴随症状有棉球感、毛发感、蚁行感、稻壳感、面条感、火柴杆感、红枣感、痰块感等。有的伴有咽干、咽微痛、声嘶或咽有凉感、憋胀感、紧束感或呼吸不利等，但不影响下咽饮食。臂穴按摩对“梅核气”治疗效果极佳。

【病因】

多因肝气不舒，情志郁结；脾失健运，胃气虚弱，无力化痰。故肝气夹痰是本症关键。

【症状】

本病主要症状为咽喉间自觉有一异物，状如梅核大小，吞不下去，吐不出来，如若硬往外咯也无济于事；咽部并无红肿，也无发烧等症状。

【治疗】

治则：舒肝理气、健脾化痰。

取穴：臂升津穴、肝点、脾点及天突等穴。

手法：揉、拨、按压。

操作程序：患者正坐方凳上，术者坐于其左前侧。

（1）以患者左前臂为施术重点，揉点臂缺盆及扁桃体点约三分钟。

（2）点揉臂升津穴三至五分钟，本穴为治疗咽部疾患之要穴。在施术时以按压为主、揉拨为辅，指下触到筋结或酸胀反应点做重点按揉，边施术边嘱患者体会咽喉部的感觉，感觉如有“凉意”，或如同吃了“仁丹”般的感觉，效果最佳。

(3) 从升津穴揉按至臂膻中（气管食道线点）反复二至三遍，并在臂膻中穴按压数秒钟。

(4) 术者用双手托起患者的手背，两拇指分别按压在臂肝点、臂脾点两穴上，按肝点的拇指，用逆时针方向揉动，另一拇指则用顺时针按揉三至五分钟。此法有舒肝理气、健脾和胃之作用。

(5) 揉拨经穴的天突穴，若该处有筋结多用拨法，直至筋结松散为度。

(6) 揉点经穴的膻中两分钟，可进一步增强臂膻中点之开胸、顺气、豁痰的功效。

以上手法操作总时间约为15～20分钟左右。12次为一疗程。

其他证型的慢性咽炎也可运用本套手法治疗，只是应辨证施治，随机增减穴位。

【护理和自我保健】

(1) 保持在新鲜的空气环境里生活和工作，避免接触粉尘、有害气体。

(2) 注意劳逸结合，锻炼身体，增强体质，预防感冒，少食辛辣食物，戒烟酒，减少咽部不良刺激，注意营养。

(3) 保持稳定的情绪及良好的心理状态。

第六节　下颌关节功能紊乱症

下颌关节功能紊乱症是口腔科常见疾病，好发于20～50岁人群，尤其妇女多见。常发生在一侧，亦可累及双侧。

【病因】

下颌关节位于颌面两侧、耳的前面，是颅骨的颞骨与下颌骨相连处。韧带、肌腱和肌肉共同支持下颌关节，而且与颌骨运动相关。下颌关节是机体中最复杂的关节。口腔的咀嚼、说话等张合运动由该关节参与完成，可向前、向后和向对侧滑行。在咀嚼时，它承受巨大的压力。下颌关节含有一个称为关节盘的特殊软骨，关节盘可使下颌骨对抗颅骨间的相互摩擦。

下颌关节功能紊乱症的发病原因比较复杂，目前尚不明确，可能与以下原因有关：关节周围肌肉过度兴奋或抑制，兴奋与抑制的失衡状态是下颌关节功能紊乱症发病的内在因素。如翼外肌功能过度兴奋可造成关节半脱位而出现弹响。咬合活动与下颌关节的功能活动有着密切的联系。另外创伤和寒冷刺激等因素是下颌关节功能紊乱症发病的外在因素，如外力打击；咬硬物或开口过大而造成关节扭伤；夜间长期磨牙也可造成关节创伤；寒冷刺激可引起肌肉痉挛而诱发本病。

【症状】

主要症状是下颌关节弹响疼痛，开合运动异常，部分患者在开口初期和闭口末期出现弹响；有的则发生在开口末期和闭口初期。弹响时可伴有不适感或疼痛。关节软骨面和骨质破坏的病人，在开闭口运动时可出现连续性的似揉玻璃纸样的杂音。

疼痛：有些患者疼痛不明显或只有酸痛；有的患者在张口咀嚼时，或前伸、侧方运动时可发生疼痛，疼痛和牙疼部位不同；部分患者可伴有闭口肌群痉挛。有时疼痛出现在关节附近，而不是关节本身。

开口运动异常及关节闭锁：有因疼痛而开口受限；也有因韧带、关节囊松弛造成下颌关节半脱位；又有因咀嚼肌群痉挛而出现牙关紧闭及关节闭锁。部分患者有开口性侧偏现象。

另外有些患者还会伴有头痛及咀嚼肌触痛等症状。

本病症一般不需 X 线检查，根据临床症状及局部触诊即可确诊。

但 X 线片可排除下颌关节部的骨折、脱位、增生、骨性关节炎等骨病。

【治疗】

治则：理经整复、滑利关节、通经止痛。

取穴：太阳、上关、下关、颊车、臂面颊点、臂齿点等穴。

手法：揉、按法，下颌关节外复位法。

操作程序：

患者正坐方凳或椅子上，术者立于后或坐于高座上。

(1) 双手拇指从太阳穴斜下至颊车穴再沿下颌骨转向前至下颌角，反复揉按二至三遍，以患侧为重点，健侧手法力度稍轻些。

(2) 术者拇指点压患侧太阳（以咬肌起点为重点)、上关、下关、翳风、颊车、臂面颊点（肺经的天府穴)、颌骨等穴各半分钟至一分钟。若系肌肉功能失调时，可在局部重点揉压并施以掌擦法，以透热为度。

(3) 有半脱位者，施以下颌关节外复位法：双手掌拖住下颌骨两侧，以拇指掌指关节贴近颌状突为宜，嘱患者做张口闭口动作，同时术者两手掌向内挤压反复两三遍，向外突出侧如有滑动感说明整复成功。

【护理和自我保健】

(1) 消除精神紧张的心理状态，保持情绪乐观、放松、心胸开阔的精神状态。注意劳逸结合，积极参加文体活动。

(2) 饮食上应尽量避免食用冰冷、坚硬的食物。

(3) 避免开口过大造成关节损伤，如打哈欠、大笑等。受寒冷刺激后，防止突然进行咀嚼运动；冬季时注意面部防寒保暖。纠正不良咀嚼习惯，如单侧咀嚼、夜间咬牙等。

第七章　内科疾病

第一节　感　冒

感冒俗称“伤风”，是由外邪侵袭人体所致（现代医学研究证明该病是由病毒等感染上呼吸道所引起的一种常见病）。本病四时皆有，一般数天即愈。如病情较重、引起广泛流行者，又称为时行感冒。祖国医学很早就有关于传染病的记载，如《素问·补遗刺法论篇》说：“五疫之至，皆相染易，无问大小，病状相似”。

【病因】

祖国医学认为“风为百病之长”，又为“阳邪”，由于气候突变、寒暖失常之时，或因起居不慎、冷热不调、雨淋、疲劳过度、睡时着凉及气候异常（“非其时有其气”）等使人体卫气不固、风邪乘虚侵袭而致病。体虚者或素有支气管炎、慢性鼻炎者等都容易患感冒。现代医学中流行性感冒属于时行感冒，上呼吸道感染属于感冒之范围。

【症状】

祖国医学把感冒分为两型，一是风寒型，症见鼻塞，喷嚏，流清涕，声重，气促，咳嗽，全身不适，头痛，无汗，发热，恶寒，舌苔薄白，脉浮或浮数；二是风热型，症见咽喉肿痛，咳吐黄痰，发热重，恶寒轻，汗少，口干，苔薄黄，脉浮数。

【治疗】

治则：祛风解表、疏经通络。

取穴：臂印堂、臂鼻区、臂大椎、臂身柱、臂命门、三关穴。

手法：点、按、揉、摩等法。

操作程序：

对于一般感冒运用臂穴有良好效果。其方法如下：

病人正坐，医者立或坐于其左侧。

（1）揉点臂印堂穴一至二分钟。

（2）揉捏臂鼻区三至五分钟。感冒初期在下段重点施术，声重者或感冒后期，在臂鼻区上段做重点按摩。

（3）拇指按压臂胸椎线至腰椎线，以臂大椎穴、臂身柱穴、臂命门穴为重点。本手法有清热退烧的作用。

辨证取穴：风寒型，以疏风散寒、退热解表为主。揉点三关穴（前臂中段桡侧缘）二至三分钟或推上三关穴 300～500 下。

风热型，以疏风清热为主，揉点六腑穴（前臂尺侧缘中点）二至三分钟，或推下六腑二三百下。偏头痛者，揉点臂太阳穴一至二分钟，头顶痛取臂百会，后头痛取臂风府穴，各揉点一至二分钟；咽痛者，取臂扁桃体点和臂升津穴，各揉点一至二分钟；咳嗽取气管点或间使穴。有的患者身体虚弱，应加强消化机能、强身卫外、扶正祛邪，可揉点臂脾俞、臂胃俞、阳池、大陵等穴。如感冒久治不愈，可点揉降结肠点。

【护理和自我保健】

（1）平时注意强身健体，老人、孩子及体质较差者尽量不到人多拥挤的公共场所去。

（2）注意每天定时进行室内通风换气，定期晾晒被褥。感冒高发季节可以在室内用艾叶、藿香熏蒸以预防感冒。

（3）平常多吃些清淡的果蔬类，避免暴饮暴食。

（4）适量选用大青叶、板蓝根与贯众等量制成煎剂服用，以预防感冒。

臂穴按摩不仅能治疗感冒，而且经常按摩还可以起到预防作用。因此，患者可在医生的指导下，学会自我保健按摩。

第二节　头　痛

头痛是一种症状，多继发于其他疾病，如鼻窦炎、眼病、高血压、低血压、颈椎病以及感冒等等。但也有病因不明者。

【病因】

祖国医学认为，头痛和眩晕，大致可分为痰浊上犯、热邪内炽、风寒外束、湿浊熏蒸、肝郁气滞以及气虚血亏等。

【症状】

（1）右侧偏头痛甚者，大多由于气虚或因痰浊、热邪所致。

（2）左侧病势较甚者，大多由于血亏和血虚肝旺所致。

（3）头痛时脸部肌肉蠕动，头晕，怕风，自汗，为风邪所致。

（4）面颊青黄，头晕，少言懒语，身重，恶心烦闷，呕吐痰涎，为痰湿所引起的头痛。

（5）头重热痛，心烦胃热，口渴目赤，遇热加重，多为肝胃火盛所致。

（6）头痛遇劳倦加重，朝重夕减，时作时止，两太阳穴处疼痛更甚，倦怠气短，不思饮食，多为气虚头痛。

（7）头痛部位主要在眉棱骨处，午后较剧，并伴有心悸、恶心、呕吐、眩晕，多为血虚头痛。

单纯性头痛，如偏头痛，以女性多见，现尚不完全了解其病因，可能与遗传和月经周期有关。典型的偏头痛，发作前有先兆，视觉出现障碍，如闪彩、盲点、视弱。偏头痛还有视盲，甚至黑蒙，疼痛常在一侧的颞部下颌、眼眶等处。头痛性质为胀痛或血管搏动性疼痛，并伴有恶心呕吐，眩晕出汗，心悸，颜面苍白或潮红，流泪鼻塞，腹痛腹泻等症状。非典型性偏头痛，无发作先兆，但发作持续时间长，疼痛较轻。

【治疗】

治则：镇静止痛、平肝潜阳、疏经通络。

取穴：臂太阳穴、曲池、臂印堂、大陵、臂百会等穴。

手法：揉、点、拨等法。

【操作程序】

用臂穴按摩治疗本病，方法简便，疗效较显著。

其方法是：以一手拇指揉点患者病侧臂太阳穴，同时以另一拇指揉点曲池穴，按摩时两手可交替揉或点，即一只手按压太阳，另一只手揉曲池，然后两穴再更换揉和点法，这样可交替操作几遍。在施术过程中，要仔细体察按臂太阳穴的指下，有无“筋结”及其大小、硬度，经数十下的揉拨后，筋结变软或消失，头痛随之减轻。其他部位的头痛亦应对症取穴，如前额痛应揉点臂（印堂）穴和大陵穴，头顶痛取臂（百会）穴及肩峰外侧一段，后头痛取肩髎、臑会、臂（风府）等后头部的臂穴相应点。至于高血压、低血压病、颈椎病所引起的头痛应先治疗其原发病。

【护理和自我保健】

（1）轻度头痛，一般可予以按摩等治疗以缓解疼痛。如有剧烈头痛，必须前往医院进行专科检查明确病因，排除器质性病变。

（2）环境要安静，室内光线要柔和。避免情绪过度紧张及激动；避免长时间、大强度的劳作。

（3）患者可做些自我保健按摩，以巩固疗效。如运目（即双掌搓热后，轻轻抚摸两眼），适用于前额痛、眶周痛。揉摩两肩头，叩拨肩前突起处，有镇静止痛作用。

（4）采用音乐疗法等自然方法以缓解紧张等因素引起的头痛。

第三节　支气管炎

支气管炎是以咳嗽为主要症状的气管或支气管所发生的炎性病变。

【病因】

急性支气管炎，是因气管受到病原体（病毒等）、物理或化学刺激，以及全身疾病所引起的急性炎症变化；常与上呼吸道及肺脏疾患密切相关，并能引起全身症状。慢性支气管炎，发病较缓慢，常迁延日久，每遇季节变化，咳嗽加重，且咳嗽每年在三个月以上，连续三年犯病者，则视为慢性支气管炎。此病多发于老年人或吸烟者。

本病属于中医学“咳嗽”、“痰饮”、“气喘”等证范畴。多因外感风邪，肺气不宣；或因七情郁结，化火炼金为痰，上犯于肺；或湿困脾阳而生痰湿；或因阴虚肺热所致。

【症状】

咳嗽是本病之主症。最初是干咳，逐渐咯出微量黏液痰，以后痰量增加，且成黏性脓痰，并伴有轻度发热，全身不适，背部脊肋间酸痛，头痛，喉痛，喉干，声音嘶哑，脉浮数，苔薄白。慢性支气管炎发病较缓，病初或夏季较轻，痰量多少不一，常呈黏液痰或脓性痰，或者咯血。

根据症状和发病史，本病不难确诊，但应与肺结核、肺气肿、支气管哮喘相鉴别。

（1）肺结核：主要症状为全身不适，倦怠，乏力，潮热，盗汗，咯血，胸痛，呼吸困难等。

（2）肺气肿：较严重者可引起呼吸困难、紫绀，初起发生于劳累时，以后慢慢加重，乃至静卧时也会发生呼吸困难，胸部呈筒状。

（3）支气管哮喘：呼吸困难，不能平卧，喉中有痰鸣声，咳嗽，吐痰不爽，胸膈满闷，症状时作时止，多于夜间突然发病。

【治疗】

治则：对急、慢性支气管炎，臂穴按摩有一定疗效，治疗原则是益肺化痰止咳。

取穴：臂气管点、臂肺区、臂脾俞、鱼际穴、肩井穴、肺俞穴、廉泉穴、膏肓穴、天突穴等。

手法：揉、压、点、搓等手法。

操作程序：

患者正坐，医者坐或立于其左侧，拇指揉压臂气管点（前臂心包经腕上三寸至十寸一段）及揉点肺区，并随症加减。风寒咳嗽者，重点揉压间使穴；痰多者，揉点臂脾俞和鱼际穴（鱼际穴为臂穴的脾区，有健脾化痰之效）。治疗时可找出阳性反应物（即筋结）作为施术之重点。

为加强疗效，患者正坐，术者坐于后。

（1）双手中指按压肩上的肩井穴，同时两拇指揉点第三、四胸椎间，旁开一寸五分的肺俞穴二至三分钟，两拇指再改揉点四、五胸椎间旁开三寸的膏肓穴一至二分钟，此法有镇咳宽胸的作用。

（2）双拇指挤压一至八胸椎脊间隙二至三遍，本法有理气镇咳之功效。

(3) 在上背部脊柱及其两侧施以掌搓法，以掌下或患者有热感为度，并用手掌捂住约数秒钟放开。本法对风寒性咳嗽有较好的疗效。

(4) 拇指揉点脾胃俞一至二分钟——“脾是生痰之源”，此法有健脾和胃化痰之效。

(5) 叩拨任脉的天突穴，约半分钟至一分钟，本法有开胸镇咳的作用。

(6) 轻揉廉泉穴半分钟至一分钟，因本穴在喉结上软肉处，故切忌施术时用力，保持呼吸的通畅，本法有舒气开胸之作用。

【护理和自我保健】

(1) 注意气温变化，防止感冒。感冒流行季节不到公共场所，以免感染。一旦被感染，应及时治疗。咳嗽时应面向无人的方向，将痰咳在手纸上，尽量减少飞沫的播散，必要时使用痰盒。

(2) 有吸烟嗜好者应戒烟，并动员亲属、同事戒烟，以减少烟雾的吸入。

(3) 经常开窗通风，保持室内空气新鲜，避免吸入煤油、油烟等各种刺激性气体。

(4) 适当参与室外活动，如散步、做呼吸操（腹式呼吸和缩唇呼气）、吹气球等，有益健康。

(5) 生活要有规律，保持精神愉快，情绪安定，避免过度紧张及疲劳。

(6) 哮喘病人应避免接触诱发因素，如吸入花粉、尘螨及进食鱼、虾、海鲜等。

(7) 增加营养，特别是多吃易咽下而不诱发咳嗽的高蛋白食物。

（8）应采取有效咳嗽排痰技巧。即取舒适卧位，做五至六次深呼吸，再深吸气，然后一边抑制呼气一边连续轻咳，使痰到咽部附近时再用力咳嗽将痰排出。随后再行腹式呼吸来调整。

（9）保持口腔清洁，在排痰或进食后应充分漱口。

咳嗽患者可做一些自我按摩，如摩胸，用单掌从两乳间向下推，横行过左乳下，然后往上绕至左乳上，横推至右乳部，在其外方推回至起点。反复操作数遍，有宽胸镇咳、防止气管炎发生的作用。

第四节　神经衰弱

神经衰弱是一种神经官能症。它不是器质性损害，而是神经活动的机能性障碍。

【病因】

大多认为与思虑伤脾、心血亏损、阴虚火盛、心肾不交、胃腑不和、停食停饮，或情志抑郁、肝胆火盛、神志不宁等有关。

【症状】

神经衰弱的主要症状是失眠，有的昼夜不眠，有的时睡时醒。因此，患者白昼精神萎靡，记忆力减退，注意力不集中。祖国医学把神经衰弱分为下列五种：

（1）心脾亏损：表现为多梦易醒，心悸健忘，易出汗，脉多细弱。

（2）肾虚：头晕耳鸣，遗精腰酸，舌质红，脉细数。

（3）心胆气虚：心悸多梦，善惊易恐，舌质淡，脉象弦细。

（4）情志抑郁、肝阳上扰：表现为性情急躁，易怒，头晕，头痛，胁肋胀痛，脉弦。

（5）胃中不和：脘闷嗳气，或脘腹胀痛，苔厚腻，脉滑。

【治疗】

治则：补血宁心，养阴清心。

取穴：臂印堂、臂百会、大陵、臂脾区、臂肾俞、臂肾区。

手法：点、揉、按等手法。

操作程序：

（1）点臂印堂、臂百会，按压臂胸椎线上三分之一段，即在前臂背侧尺桡近端关节处，依次向下按压三分钟。本手法系治疗各型神经衰弱的通用手法。

（2）辨证取穴：心脾亏损者取大陵、臂脾区，以助消化而升血；肾虚者揉点臂肾俞和臂肾区；心胆气盛则退六腑、清天河水，泻肝胆区；肝阳上扰清天河水，点大陵、肝区、内关穴；胃中不和点按大陵、臂脾俞、臂胃俞穴。

【护理和自我保健】

（1）培养良好的兴趣和爱好，参加有益的社区活动，以陶冶情操。

（2）戒烟限酒，保持心情愉快，预防神经衰弱。

（3）培养有规律的生活起居习惯，合理安排好自己的工作、学习和休息。科学用脑，防止大脑过度疲劳。

（4）根据自己的爱好和身体状况，适当参加体育锻炼，如打球、登山、体操等，以强健心身。

（5）患者除接受按摩治疗外，还应树立治病信心，参加有益的文体活动，消除精神紧张，节制房事，医患配合，争取治愈。

第五节　高血压病

高血压病是全身性慢性疾病，以动脉血压增高为主要症状。一般在安静休息时，血压经常超过 140/90mmHg，且出现头痛、头晕，以及其他全身症状。

【病因】

对于高血压的发病原因和机理，目前还不十分清楚。一般认为，是因内外因素的长期不良刺激，如情感所伤、精神紧张、饮食不节等影响，大脑皮层调节功能发生紊乱所致。中医学则认为，本病的发生与心、肝、肾三脏的关系较为密切，其中以肝、肾两脏的阴阳失调为主。忧思恼怒，或因房事不节都可影响肝、肾的功能。水不涵木、肝阳上亢易引起眩晕，故中医学把本病归为“眩晕”、“头痛”、“肝阳上亢”、“肝风”等病的范畴。

【症状】

现代医学把高血压病分为原发性和继发性两大类，同时根据病程长短和器质性（如眼动脉）病变程度划分为三期。祖国医学则把高血压分为五个类型：

（1）阴虚阳亢型：头晕眼花，头重脚轻，耳鸣，烦躁易怒，肢体麻木，两手抖动，舌质红，苔薄白，脉弦细。

（2）肝火炽盛型：头痛头胀，眩晕目赤，口干舌燥，大便秘结，恶热，形体壮实，舌苔黄，脉弦数有力。

（3）肝肾阴虚型：头晕眼花，耳鸣，腰酸腿软，足跟痛，夜尿频，舌质红、无苔，脉沉细，尺脉弱。

（4）痰湿壅阻型：胸脘痞闷，心悸眩晕，恶心呕吐，肢体麻重，动作不灵活，舌苔厚腻，脉弦滑。

（5）阴阳两虚型：除有肝肾阴虚症状外，尚有怕冷肢凉，心悸气短，胸口憋闷，或有阳痿、早泄、腹泻等，舌质淡或红，苔薄，脉结代，尺脉弱。

【治疗】

任氏在探讨人体形态与穴位关系的过程中，从四肢（心脏对应区）推导出了四个血压点，并运用到临床实践中，结果取得了较好的疗效。为了区别于原有其他部位的血压点，同时又因这几个穴位有调节血压升降（双向调节）作用，故把臂穴中的血压点称为“调压穴”。

（1）穴位：左臂调压穴见本书第一部分的臂穴，右臂调压穴在右前臂掌侧面，手少阴心经神门穴上五寸。另外，左小腿的足太阴脾经的漏谷穴（内踝上六寸胫骨后缘处）和右小腿足少阴肾经的筑宾穴（内踝上六寸，胫骨后缘再向后两横指处）同上二调压穴相对应，也有调节血压的作用，可作升降血压来运用。

（2）操作方法：以指代针，称指针法（即按摩的点穴法）。用拇指腹按压在穴位上进行揉点，以患者有酸胀感为度。顺时针旋转则升高血压，逆时针旋转则降低血压。每次揉点二三十下至一百五六十下，时间半分钟至三分钟即可。

对臂穴来说，前臂的屈侧面为胸部的对应区，其下段左侧正是心脏的相应区，故此处的血压点有治疗高、低血压病的明显效果。漏谷、筑宾二穴用来调节血压点也是根据下肢为人体缩影而来的。凡血压高或血压低引起的一系列症状，如头痛、眩晕、目胀、视物不明、耳鸣、胸闷、恶心、嗜睡等都可以选用其中的一穴来治疗。但因左手的调压穴同心脏的关系较密切，每次只取此一穴即可。若疗效不理想时，再换取其他穴。临床上一次治疗取穴不要过多，操作时间不宜过长，否则会适得其反。

辨证取穴：为了配合调压穴的治疗，还可在揉点调压穴前对症取一二个穴位，如阴虚阳亢型揉点臂耳区（三角肌止点上二至三横指处）、臂肾区；肝火炽盛型取臂印堂，揉点六腑，揉拨降结肠点；肝肾阴虚型揉点臂肾俞（阳池穴），掐点足跟点，揉按臂耳区；痰湿壅阻型点内关、大陵；阴阳两虚型揉点天河水、臂肾区、臂肾俞。

【护理和自我保健】

（1）建立合理膳食结构及饮食习惯，限制脂肪及高糖的摄入，适量摄入蛋白质；限制盐的摄入量，多吃含钾、钙丰富而含钠低的食品；多吃新鲜蔬菜、水果。

（2）适度、适量运动。运动时勿过量或强度过大，采取循序渐进的增加活动量方式。注意周围环境气候，夏天避免中午艳阳高照的时间；冬天要注意保暖，防中风。穿着舒适吸汗的衣服。选择安全场所如公园、健身场等地方进行锻炼。

（3）戒烟限酒，保持良好的心理状态。培养对自然和社会环境的良好适应能力，克服情绪激动，不要生气，避免情绪激动及过度紧张、焦虑等；遇事要冷静、沉着；如遇较大的精神压力时应设法释放，可向朋友、亲人倾诉；并可参加轻松愉快的业余活动，使自己生活在良好的社会心理环境中，从而维持稳定的血压。

（4）定期测量血压，每天应至少测量一次。遵医嘱进行降压治疗，注意劳逸结合、注意饮食、适当运动、保持情绪稳定、睡眠充足。

（5）如出现头晕、眼花、恶心呕吐、视物不清、肢体乏力等情况，及时到医院就医。

（6）可做自我保健按摩，如自我揉按调压穴，睡前搓两脚心。自我揉按调压穴时进行逆时针揉转降压，方向不能弄错。

［附 1］低血压病

凡血压维持在收缩压 90 毫米汞柱、舒张压 60 毫米汞柱（90/60mmHg）以下，并出现头晕、眼发黑等症状者，即为低血压。我们这里介绍的低血压是指血压偏低，并出现一系列症状而又找不出其他原因者。如果因海拔高、气压低引起血压偏低，并产生综合症状者，则属于高山不适应症。有的患者虽然收缩压和舒张压都在正常范围内，但脉压差较小，也会出现头晕、气短、胸闷等一系列症状。

低血压病的治疗亦取调压穴，但施术时必须按顺时针方向揉点，一般揉转 30～150 下即可。虽然都用此一穴治疗，但两者在穴位上的反应是不同的。高血压病，施术者指下会感到像胶袋充满气体一样的紧张，似“弦脉”状，当揉转数十下，血压下降时，指下就会有变软的感觉；而低血压病，施术者指下则是松软、弹性不大的感觉，经治疗指下会出现类似有气体充盈的感觉。不管高血压病还是低血压病，当术者指下出现这些感觉变化时，患者也会自觉到头部出现清凉感，此时患者血压已发生了变化，头晕、头痛、恶心等症状也随之减轻或消失。

[附 2] 眼压高症

一般人的眼压 10mmHg 至 21mmHg 属正常范围，如果高出该正常范围则为眼压高症，多继发于青光眼。

【病因】

眼压就是眼球内部的压力，简称为眼压。它是眼内容物对眼球壁施加的均衡压力。眼内容物有房水、晶状体、玻璃体，但对眼压影响最大的是房水。

房水的总量为 0.13～0.3ml，其主要成分是水，此外还有蛋白质、电解质、抗坏血酸、乳酸、葡萄糖、脂类、酶类等，pH 值为 7.3～7.5。眼压与眼球被膜（主要是巩膜）的韧度及眼球内容物有关，眼球内容物中以房水的产生及排出对眼压影响最大。房水是存在于眼球前后房中无色的透明液体，由后房中睫状体的表皮细胞所分泌，通过瞳孔进到前房，然后通过前房角，流过小梁网组织而到巩膜静脉窦及上巩膜静脉丛，这是房水最主要的排出路径，其余约有20%是由其他路径排出。

在一般情况下，房水的产生和排出保持着一种动态平衡，即在一定时间内，产生的房水和排出的房水的量是相等的。如果房水的排出通道受阻碍，或因某种原因使房水产生的量增加，都可导致房水的蓄积，使眼压升高。若房水产生的量过少，房水的蓄积达不到一定量，眼压就会过低。

正常人的眼压稳定在一定范围内，以维持眼球的正常形态，同时保证了屈光间质发挥最大的光学性能。

【症状】

虹视（即青光眼眼压升高时，角膜过度伸展，使角膜水肿，患者看到白炽光周围出现彩色晕轮像雨后彩虹，呈现内绿外红的排列顺序）、头痛、眼胀、恶心呕吐、眼压过高等。

【治疗】

患者正坐，术者一手拇指按压臂眼点，另一手拇指揉按同一手臂的调压穴，两手同时交替按压和按揉，揉按调压穴的手指与降血压法相同，均用泻法，二三分钟后眼压自会下降，眼部胀痛立即减轻或消失。

【护理和自我保健】

（1）保证睡眠，不熬夜。

（2）情绪稳定，不着急，不发脾气。

（3）少饮浓茶及咖啡；避免暗室工作，不在电影院看电影。

（4）保持每日大便通畅。

第六节　冠心病

老年人的另一种好发病是冠心病。它是指供给心肌血液的冠状动脉，由于血管腔内形成了粥样斑块，进而造成血管壁的狭窄和梗阻，影响了冠状动脉的血液循环，导致心肌缺血、缺氧而产生的心脏病。中医学把此病归为“胸痹”、“心悸”、“真心痛”和“厥心痛”等范畴。

【病因】

冠心病确切的病因尚不明了。一般认为可能和高血压、高血脂、糖尿病、甲状腺机能低下以及紧张的脑力劳动有关。此外，亦有遗传因素。中医学认为，本病患者心阳不振，心气虚，或者七情郁结，劳累受寒，饱食肥甘，导致痰邪内蕴、气滞血瘀、心脉瘀阻而发病。

【症状】

隐性冠心病不易引起患者的注意，因为它并无心肌缺血或其他心脏方面的症状，只是在体检时心电图检查发现有心肌缺血改变。冠心病最典型的症状是心绞痛，发病突然。开始时胸骨上端或中段疼痛，也可波及大部分心前区，并向左臂放射。一般每次发作可持续数秒钟，乃至数分钟，很少有超过15分钟者。发作时心电图上有ST段降低，T波倒置。

【治疗】

（1）臂穴按摩法：揉压冠心点（腕上四寸心包经外侧的大筋上）二至三分钟，点内关穴。高血压者加调压穴，心悸者加曲池、大陵穴，腹胀者加点大陵至劳宫一段，阴虚烦热者加取六腑穴（即臂大包，前臂尺侧内缘中点）。

（2）乳周局部按摩法：即从左乳内侧二至三横指处起，顺时针绕左乳一周，用大鱼际推摩或揉按七至八分钟；重点对肾经的神封、灵墟，胃经的屋翳，心包经的天池及其下一寸处做重点按摩；在按摩时如有热流向左臂传感疗效最佳。本手法亦可作为自我保健按摩用。

【护理和自我保健】

（1）饮食合理，不要偏食，不宜过量。多吃素食，控制高胆固醇、高脂肪食物摄入量，限制体重增加。不吸烟、不喝酒，多喝茶。

（2）生活要有规律，保持情绪乐观稳定，保持足够的睡眠，培养多种兴趣；避免过度紧张、急躁、激动及郁郁寡欢、闷闷不乐。

（3）保持适当的体育锻炼活动，增强体质。

（4）积极防治高血压、高血脂、糖尿病等老年慢性疾病。

（5）乳周鱼际按摩法外，还可用一鸭蛋大小的线团或圆顶小木块垫在上背左心俞穴上下酸痛点处数十分钟。此法仰卧时可自我按摩。

［附］类冠心病

颈椎病类冠心综合征又称颈性冠心病或颈源性假性心绞痛。本病从症状上与内科的冠心病有些相似，但其病因却是由颈椎病所引起，附于本节论述，注意与因冠状动脉粥样硬化所引起的心绞痛相鉴别，并可辨证施治。

【病因】

随着社会的飞速发展，人们从事各种定向、相对静态工作、娱乐的机会大大增加了，由于长期固定在某种姿势（如上网、玩游戏等），使颈椎及其软组织附件经常处于牵张状态，破坏了脊柱的内外平衡，使脊椎过早的发生退变，增生和痉挛压迫脊神经后根从而引起颈、肩胛、胸痛，颈性眩晕及颈性心绞痛等一系列症状。

【症状】

有反复发作的落枕史，或颈肩部的扭挫伤史，或平素有颈项酸胀、僵硬、疼痛、头晕眼胀的中青年患者；经常出现心前区痛，口含硝酸甘油类药物无效，而按压一些相关穴位却能立即止痛；本病多在晨起或夜间发作，血压急剧升高，发作时间短者十几分钟，长者数小时甚至数日，而冠状动脉粥样硬化引起的心绞痛时间不过十几分钟，这是两者鉴别的重点。心电图提示 ST 段无明显异常。

【治疗】

患者正坐，术者坐于左侧。

（1）施以降压手法，在左前臂的调压穴上经行逆时针揉按 100 下左右，嘱患者休息片刻，当降低的血压稳定后再行下一手法。

（2）揉点左前臂的冠心点一至二分钟。

（3）辨证取穴，有头晕者取点臂印堂、臂太阳、臂神庭等穴位（见前）；胸闷者揉点臂升津穴、臂肺点穴。

亦可参照颈椎病一节和冠心病一节的内容。

第七节 胃脘痛

胃脘痛，俗称心口痛，即急性胃炎、胃痉挛等引起的上腹痛。

【病因】

大多因情绪抑郁，气滞不舒；饮食不调，爱吃酸辣，暴饮暴食；或气郁热结，蛔虫等所致。

【症状】

上腹部疼痛，拒按，食后加重者为实证；食后疼痛减轻，并喜按者为虚证；脐周围疼痛，时痛时止，多为蛔虫病；两肋胁疼痛，多属肝气郁结。痛处不定，串痛胀满者为气滞；痛有定处或刺痛者，多为血瘀；暴痛实，久痛虚；喜热者为寒痛，喜冷者为热痛。

【治疗】

治则：调中和胃为主，并根据病因的不同，辨证施治。

取穴：臂脾俞、臂胃区、臂肝区、臂胆区等穴。

手法：揉、点、按、压等法。

操作程序：

患者取坐位，术者立于旁侧。

方法：取左手靠近大肠经线桡骨茎突附近，揉点四至五分钟；大陵穴至臂横结肠穴一段，揉压三至四分钟。

辨证取穴：两肋隐痛者，可同时揉点尺桡骨茎突附近；腹痛者加臂脾区；气滞不舒者加肝胆区。

【护理和自我保健】

（1）纠正不良的饮食习惯，防止暴饮暴食，宜进食易消化的食物，宜多食清淡，少食生冷油腻及各种辛辣刺激性食物，并戒烟；饮食定时定量，间隔时间要合理；少食或不食零食。尽量避免烦恼、忧虑等不良心理状态。

（2）平素的饮食应供给富含维生素的食物，饮食宜软、温、暖，少吃坚硬、粗糙的食物。进食时应不急不躁，细嚼慢咽。要注意四季气温变化及饮食温度的调节，脾胃虚寒者尤应禁食生冷食物。肝郁气滞者忌在生气后立即进食。

（3）注意日常生活保健，适度运动和充分休息，劳逸结合，保持良好心理状态及乐观情绪。

第八节　呕　吐

呕吐是消化系统各种疾患的一种症状。祖国医学把呕吐分为：有声有物（胃内容物）者，谓之“呕”；有物无声者，谓之“吐”；无物有声者，谓之“哕”或“干呕”。

【病因】

多为肝气犯胃，伤食停饮，以及胃寒、胃热或脾胃虚弱所致。

【症状】

脘腹胀闷，上逆作呕，烦躁喜怒，舌无苔，脉弦数，属肝气犯胃；胃脘闷胀，嗳气酸腐，饮食无味，大便不畅，苔黄腻，右关脉弦滑，属停饮伤食；胃热喜冷，口渴舌干，中焦气结，便闭脉数，苔深黄，属胃热；脘部有凉感，隐痛纳少，大便溏，四肢有时发凉，面色淡白，苔白，脉沉迟或无力，属胃寒。

呕吐还多见于急性胃肠炎、肠胃停食、着凉、神经性呕吐，但应与严重的食物中毒，以及食道、贲门癌肿相鉴别。

【治疗】

治则：平肝和胃、健脾化湿、清热降逆、温中散寒。

取穴：大陵、臂脾俞、臂胃俞、臂肾区、臂肝胆区。

手法：揉、点、按等手法。

操作程序：

患者取坐位，术者立于旁。在患者内关至大陵一段作重点按摩，施术中要找出硬结，揉松拨散，此处硬结多在大陵穴稍上处，以及前臂掌侧面远端尺桡关节处。

辨证取穴：揉点肝胆区，以平肝和胃；揉按臂脾俞、胃俞、肾区，以健脾化湿；清天河水，可清热降逆；点三关，按小天星（胃区），可温中散寒。

【护理和自我保健】

（1）应告诫患者平素多注意生活起居，保持心情舒畅，不可劳倦过度。

（2）在饮食方面应按时进餐，饮食宜清淡，食易消化之品，忌生冷油腻、过酸、过咸、粗糙、坚硬等食物。勿过饥过饱，勿过冷过热，戒烟酒。

（3）平时应加强锻炼，适当参加体育活动，以增强体质。并应查明引起呕吐的原因，积极治疗原发病症。若反复发作，迁延不愈，应定期检查，防止恶性病变。

第九节 腹 胀

腹胀是肝胆肠胃多种疾患引起的一种症状。中医学把腹胀归为“鼓胀”范畴，鼓有气鼓、水鼓之分，胀有虚实之别。

【病因】

有因脾胃素虚，中气不足，饮食不化所致的虚胀；有因肥甘积热，湿热伤脾，肠胃凝滞不通所致的实胀。

【症状】

虚胀者，腹胀无痛，肠鸣便溏，食少身倦，精神不振，小便清白，脉弱无力；实胀者，多见腹胀腹痛，小便赤，大便结，脉弦数有力。

【治疗】

治则：健脾通降。

取穴：小天星至劳宫一线、臂肝俞、臂胆俞、臂肝区、臂肾区、臂脾俞、臂脾区等穴。

手法：揉、点、按等手法。

操作程序：

以健脾通降为主。腹胀者，在小天星（掌侧两掌根正中凹陷处）至劳宫一线作重点揉按，找出其反应点。另外，有肝胆疾患者，加取臂肝俞、臂胆俞和肝区穴；腹胀停水者，加肾区；脾虚者，加臂脾俞和脾区。

【护理和自我保健】

(1) 培养良好饮食习惯，吃东西时应细嚼慢咽，一次不要吃得太多、太饱。建议少食多餐。平时少喝碳酸饮料。

(2) 适度补充纤维食物，不食用不易消化的食物。

(3) 改变狼吞虎咽的习惯。进食不宜太快，或边走边吃。

(4) 克服焦躁、忧虑、悲伤、沮丧、抑郁等不良情绪，保持心情舒畅。

(5) 注意坚持锻炼身体，克服不良情绪，帮助消化系统维持正常的功能。

(6) 不要生闷气，注意保暖，做一些自我保健按摩。其方法是：仰卧用单掌绕脐周，以逆时针方向推摩二三十下，再以顺时针方向推摩一二十下。

第十节 腹 泻

大便稀溏，一日多次；或虽每日晨起一二次，但便溏而急，谓之腹泻。

【病因】

中医学把腹泻称为“泄泻”。多因外感寒热暑湿之邪，内伤饮食，以致肠胃失和或脾肾不足所致。根据病因、症状之不同，可分为湿泻、寒泻、食泻、热泻、暑泻、脾虚泻、肾阳虚泻等。各型均适宜按摩治疗，尤其是虚泻之脾虚泻、肾虚泻更适宜臂穴按摩。

【症状】

慢性腹泻症临床多见脾肾阳虚证型。该证又可分为脾虚腹泻和肾虚腹泻，都属于虚寒性腹泻。一为脾阳虚，一为肾火衰，两者的不同点在于：脾主运化，升清气而输布精微。因中阳素虚，或寒湿直中，脾阳运化失司，故清阳不升，浊阴不降，津液与糟粕并去大肠而为泻。所以脾虚腹泻临床多见泻下澄澈清冷，完谷不化如鸭粪。脾虚者多寒，食后作泻，食生冷则腹泻加重，脉缓小无力，苔白腻。

肾虚腹泻，又叫五更泻或鸡鸣泻，每于清晨泄泻多次，量不多但急迫，日久不愈，腰痛胃寒，脉弱或沉细，苔白腻。这是由于肾阳不足，命门火衰，不能蒸化所致。其腹泻特点是黎明前脐周痛，肠鸣则泻，泻后即安。便溏有完谷并伴有腰膝酸软，小便清长，夜尿增多等肾阳虚症状。

脾虚腹泻和肾虚腹泻既有区别，又有密切联系。脾虚腹泻日久每见由脾及肾，至成脾肾阳虚证。另有一种所谓“漏食泻”，不食则无事，食后必泻，经年累月不愈。

【治疗】

治则：健脾、利湿、止泻、温肾。

取穴：臂脾俞、臂胃俞、脾区、臂肾俞、臂大肠俞、外劳宫、肛门点、中脘、水分、天枢、上巨虚、脾俞、肾俞及大肠俞等。

手法：揉、摩、按压、搓等法。

操作程序：

1. 取坐位或仰卧位，在左手臂施臂穴按摩

（1）揉点臂脾俞、臂胃俞或臂脾点，以健脾和胃。

（2）揉点臂肾点、臂肾俞（阳池），以利尿渗湿；揉补臂大肠俞，补外劳宫，以渗湿止泻。

（3）揉按降结肠点、肛门点，加强括约肌的功能。

2. 卧位

（1）掌揉腰背部膀胱经路线一至二遍。

（2）揉压脾俞、肾俞、大肠俞等穴各一分钟左右。

（3）用手掌小鱼际侧横搓腰骶部交接处，以小腹部透热为度。

3. 仰卧位

（1）自上至下用双掌揉摸腹部数遍。

（2）叠掌滚压上、下腹部三至五遍。

（3）揉点中脘、水分、神阙（此二穴同时按压）、天枢、关元等穴各一分钟。

（4）掌揉下肢的足阳明胃经的经路二至三遍，然后再点揉上巨虚穴两分钟左右。

在操作过程中应注意对天枢穴、上巨虚穴的应用。揉点天枢、上巨虚穴都能直接作用于大肠之腑，尤以上巨虚穴为大肠经之下合穴，其作用更为直接。所谓合穴是经气由浅入深、由表及里之所。上巨虚穴处在足阳明胃经合穴——足三里之下三寸，阳经、阳穴温热功效最强，任氏于20世纪70年代所做的实验证明了这一点：助手持半导体点温仪的试温笔，置于受试者的手阳明大肠穴的井穴——商阳处，其皮温都在32℃，当指针稳定后，术者开始按压受试者的上巨虚穴，点温仪表上的指针马上就会移动，多数是上升0.3℃。而按压点临近的足三里、下巨虚或者试温笔置于手太阴肺经的井穴——少商，却都没有这种效应。可见上巨虚与大肠经之密切关系。

【护理和自我保健】

（1）宜选用清洁、新鲜的易消化饮食；控制饮食，不吃油炸食品。

（2）饮食宜选用高蛋白、高维生素富有营养的食物，宜热食、熟食，应少量多餐。

（3）忌油腻肥甘、辛辣刺激之品。忌生冷瓜果及高脂肪、多纤维素的食物。禁烟酒、浓茶和咖啡。

（4）患者于睡前、晨起自行揉腹，时间为五至八分钟，并摩腹鸠尾至耻骨联合。

第十一节　胃肠功能紊乱

胃肠道功能紊乱，又称胃肠神经官能症，是一组胃肠综合征的总称；精神因素为本病发生的主要诱因，如情绪紧张、焦虑、生活与工作上的困难、烦恼、意外不幸等，均可干扰高级神经的正常活动，进而引起胃肠道的功能障碍。

【病因】

外来的精神刺激造成的大脑皮层的创伤，是导致本病的主要因素。例如：个人的坎坷遭遇，亲人的亡故，失恋、丧偶及水火灾害事件，造成思想上的极度悲哀与焦虑，如这种情绪经久得不到缓解，可造成植物神经的紊乱，引起“胃肠功能紊乱症”。

此外，不良生活习惯，如：经常暴饮暴食或不注意饮食卫生等；消化系统疾病，比较常见的如消化不良、胃炎、溃疡病、急性胃肠炎、便秘，也可引起胃肠功能紊乱。

【症状】

胃肠功能紊乱（胃肠神经官能症）起病多缓慢，病程多缠绵日久，症状复杂，呈持续性或反复发作性；临床表现以胃肠道症状为主，患者多表现为：反复发作的连续性嗳气，咽部异物感，两肋和胃脘部胀闷、串痛，胃内无以言状的不适感，无饥饿感或时而食欲旺盛、时而无食欲，打嗝、口干、口苦，胸闷、喜欢出长气，反酸、嗳气、厌食、恶心、呕吐、剑突下灼热感、食后饱胀、上腹不适或疼痛，每遇情绪变化则症状加重。

1. 胃神经官能症

（1）神经性呕吐。多见于女性，患者往往在进食后不久突然发生呕吐，一般无明显恶心，呕吐不费力，呕吐量不多，且不影响食欲和食量，常边呕边进食，因此多数无明显营养障碍。神经性呕吐可伴有癔病的色彩，如夸张、做作、易受暗示、突然发作，间歇期完全正常，因此也称为癔病呕吐。

（2）神经性嗳气。患者有反复发作的连续性嗳气，致使不自觉地吞入大量空气而使症状更为明显，导致频频嗳气，常有癔病色彩，当众发作。

（3）神经性厌食。多为女性，主要为厌食或拒食，严重者有体重减轻。患者多数自觉良好，行动活泼敏捷，有时又自相矛盾地对食物甚感兴趣，甚至贪食饱餐，而后又偷偷吐掉。患者因长期少食，体重减轻可达原有体重的40％～60％，以至恶病质的程度。患者常有神经、内分泌失调，表现为闭经、低血压、心动过缓、体温过低、饥饿感丧失等。

2. 肠神经官能症

肠神经官能症又称激惹综合征，为胃肠道最常见的功能性疾病。以肠道症状为主，患者常有腹痛、腹胀、肠鸣、腹泻和便秘等症状。实际上，本症肠道功能紊乱，并没有炎性病变，而且功能紊乱也不限于结肠。

（1）以结肠运动障碍为主，较多见。患者有阵发性肠绞痛，主要位于左下腹，腹痛的发作和持续时间虽不很规则，但多数在早餐后发作，熟睡时极少见。腹痛常因进食或食冷饮而加重，在排便、排气、灌肠后减轻。腹痛常伴有腹胀、排便不畅感或排便次数增加，粪便可稀可干。

（2）以结肠分泌功能障碍为主。（略）

（3）以小肠功能障碍为主。（略）

对于呕吐腹泻的治疗详见有关章节。

【治疗】

治则：健脾和胃，理肝顺气，调节植物神经功能紊乱。

取穴：脾俞、胃俞、中脘、大陵、臂贲门等穴。

手法：揉、按、捏、挤等手法。

操作过程：

（1）患者俯卧，从第一、二胸椎间隙至第四骶椎施以按压手法，注意身柱、至阳、命门、阳关等穴的反应，可做重点按压，时间稍长些。

（2）从脊柱两侧膀胱经的大杼至小肠俞揉按二至三遍。

（3）揉点肝俞、脾胃俞、大肠俞、小肠俞各半分钟至一分钟。有失眠者加点心俞、膏肓；夜卧多梦者加肝俞、魂门；小便多者加膀胱俞。

（4）在督脉，从长强至大椎穴施以捏脊法三至五遍。

（5）仰卧位，双手掌同时在上腹部、小腹部顺时针及逆时针揉摸各二三十下。

（6）两拇指同时按压中脘、关元，可交替轻重用力；揉拿两天枢穴一至二分钟。

（7）双掌按住神阙上下部位，进行震颤一至二分钟。

（8）在下肢的胃经、脾经自上而下的用揉拿法二至三遍，并以梁丘、足三里、血海三穴进行揉点法。有小肠症状者加点下巨虚（小肠经的下合穴）；有便溏者，加点上巨虚（大肠经的下合穴），便秘者不用。

（9）患者正坐，术者双手揉拿肩井，点曲池；术者站于患者前面，用两手拇指、中指点大陵、阳池穴一至二分钟。

【护理和自我保健】

为了避免胃肠道功能紊乱，一日三餐热量要均衡，饮食规律，戒烟酒，不吃辛辣刺激食物。不要吃得过饱，多吃一些清淡、易消化的食物，同时适当多吃一些青菜、水果，保持规律作息。一旦发生胃肠道功能紊乱，最好及时就医，服用一些药物帮助缓解不适。

第十二节　遗　尿

遗尿俗称“尿床”。3 周岁以上儿童，不能控制小便，睡梦中尿床，谓之遗尿。老年人亦有尿失禁者。

【病因】

其发病与元气不足，肺、脾、肾功能失调有关，主要因肾气虚弱，膀胱失约及脾、肺气虚不能约束水道所致。

【症状】

3～12 岁儿童多发。发病分为功能性、器质性。功能性遗尿好发于神经功能尚未健全的小儿；器质性遗尿多属于某些疾病的一种症状。患者除夜间尿床外，日间常有尿频、尿急或排尿困难、尿流细等症状。

遗尿程度因体质不同而有轻重差异。轻者隔日或数日一次，重者每晚一至二次，甚至三至五次。有的梦中寻找厕所排尿而尿床；有的睡觉较深，不易唤醒，即便唤醒也是意识朦胧。轻者易治，重者难治。

【治疗】

治则：益肾、健脾、渗湿、利尿。

取穴：臂肾俞、臂脾区、臂肾区、阳池、劳宫、外劳宫、前列腺、前阴点、七节骨、大肠俞、肾俞、脾胃俞。

手法：揉、点、推、捏脊等法。

操作程序：

揉点阳池、臂肾俞；揉脾区、肾区各一至二分钟；点劳宫、外劳宫、前列腺点各二至三分钟。点脾区、肾区之意是健脾化湿，渗湿利尿。肾区为小肠经路上的带脉在臂穴上的相应点，中医认为肾区有良好的利尿作用。遗尿不属尿闭，但一般穴位均有双向调节的性能，故在白天小便通畅，夜间则控制小便的排出。前阴点有促进膀胱括约肌收缩的作用。

患者俯卧位，点按命门一至二分钟；推上七节骨，即从长强穴推至命门穴 36 下；横搓八髎以透热为度。

双手食指及中指在前，将皮肤提起；或双手拇指在前，食指尖相对在后，将皮肤提起，向前推捻，从长强穴开始向上捏向大椎穴为一遍。一般捏脊三遍、五遍，取奇数。捏第二遍时可在大肠俞、肾俞、脾胃俞向上提拉一下，可发出“啪啪”的声响，患者会感到有些疼痛。几遍捏完后要揉点肾俞半分钟。

以上治疗小儿遗尿症法也适用于老年性遗尿或排尿不净。

【护理和自我保健】

（1）注意多吃蔬菜，少吃肉类，避免酸性物质摄入过量。防止病从口入，尽量减少吸烟及喝酒。

（2）经常在户外阳光下进行运动，多呼吸新鲜的空气，运动后排汗，可帮助减少发病的几率。

（3）养成良好的生活习惯，生活要规律，防止不规律的（如彻夜打麻将、唱卡拉 OK 等）生活，以免影响体质。

（4）保持良好的心情，适当调节心情和缓解自身压力，不要有过大的心理压力而影响人体新陈代谢的正常进行。

（5）晚饭后控制饮水量，临睡前提醒患儿默念“我今晚尿憋了要醒来”多遍而睡。夜间家长要定时唤醒患儿起来小便，并常晒被褥。

第八章　妇科疾病

第一节　乳腺增生

乳腺增生病是妇女常见的乳房疾病，属中医“乳癖”范畴。

【病因】

乳腺增生病，祖国医学认为病因主要有情志不畅、饮食不节、劳倦内伤等，病性属本虚标实，冲任失调为发病之本，肝郁气滞、痰凝血瘀为发病之标。西医认为发病与工作紧张、生活节奏快、精神压力大有关；现代医学认为该病与内分泌激素失调密切相关。

【症状】

本病可发生于青春期开始以后的任何年龄，20～45 岁多见，以乳房疼痛及肿块为主要临床表现。

乳房疼痛：常为胀痛或刺痛，可累及一侧或两侧乳房，以一侧偏重多见，疼痛严重者不可触碰，甚至影响日常生活及工作。疼痛以乳房肿块处为主，亦可向患侧腋窝、胸胁或肩背部放射；有些则表现为乳头疼痛或痒。乳房疼痛常于月经前数天出现或加重，行经后疼痛明显减轻或消失；疼痛亦可随情绪变化而波动。这种与月经周期及情绪变化有关的疼痛是乳腺增生病临床表现的主要特点。

乳房肿块：肿块可发于单侧或双侧乳房内，单个或多个，好发于乳房外上象限，亦可见于其他象限。肿块形状有片块状、结节状、条索状、颗粒状等，其中以片块状为多见。肿块边界不明显，质地中等或稍硬韧，活动好，与周围组织无粘连，常有触痛。肿块大小不一，小者如粟粒般大，大者可达 3～4 厘米。乳房肿块也有随月经周期而变化的特点，月经前肿块增大变硬，月经来潮后肿块缩小变软。

患者可伴有情志改变，每遇生气、精神紧张、情志不畅及劳累后症状加重。

部分患者可出现乳头溢液，为草黄色或棕色自发溢液。患者亦可兼见月经失调及痛经。

【治疗】

治则：活血化瘀、理气软坚。

取穴：臂乳点、臂肝区、臂脾胃俞；体穴有肩井、膈俞、脾俞、三焦俞。

手法：揉、拨、点、按等法。

操作程序：

患者正坐于方凳上，术者坐于侧前方。

首先触摸乳房软硬程度、肿块大小，然后找准同侧前臂的臂乳点——肺经的孔最穴。一般此点都会有条索状或杏核状大小不等的“筋节”，即所谓的“阳性反应物”。用拇指在乳点上进行揉拨约五分钟，如指下感觉筋节变软或缩小，乳房部的肿块也会随着缩小或松软；有时还可以在同一前臂的尺侧臂乳点进行揉拨（尺侧臂乳点与桡侧臂乳点在一条横线上，中间隔着心包经）；也可取对侧前臂的乳点进行治疗。

局部按摩：术者一手托住患乳，另一手用拇指在乳部肿块上沿边缘，拇指或多指进行揉拨，此法也会使肿块变软、变小。注意在施手法时不宜过重，以免伤害乳络。操作时间也在五分钟左右。

为了加强疗效，还可取相关的体穴来治疗。①术者坐于患者背后，揉点两肩井穴一至二分钟，以引气下行、活血化瘀。②点按肝俞、脾胃俞及三焦俞各一至二分钟，以促进血运，平肝理气，加强消化吸收，增强抗病能力，使病灶得以治愈。

以上手法和取穴可辨证选用。每次治疗约二十分钟，十二次为一疗程。治疗前应排除恶性肿瘤等器质性病变。

【护理和自我保健】

（1）保持情绪稳定，心情舒畅，排除各种不良心理因素的刺激。

（2）生活要有规律、劳逸结合，保持大便通畅，积极预防乳腺增生的发生。

（3）改善饮食结构，多吃蔬菜、水果及粗粮，少吃油炸食品、动物脂肪、甜食等。防止肥胖，多做运动。

（4）自我检查和定期复查。明确诊断，根据病情制定合理的治疗方案。

第二节　痛　经

妇女经期前后或行经期间出现小腹或腰部疼痛，甚至痛及腰骶，谓之痛经。

【病因】

因寒热、虚实、气滞、血瘀所致。有的少女，月经初潮即发生痛经，以后每次来潮腹痛，青春期过后依然发作，这可能与子宫发育不良（幼稚型子宫），行经不畅有关。这种痛经称为原发性痛经。有的痛经与精神、情绪或受寒有关，如经期吃了生冷食物、用冷水洗衣服，或在经期生了闷气等，则称为继发性痛经。

【症状】

妇女经期前后或行经期间，出现周期性下腹部胀痛、冷痛、灼痛、刺痛、隐痛、坠痛、绞痛、痉挛性疼痛、撕裂性疼痛，疼痛延至骶腰背部，甚至涉及大腿及足部，常伴有全身症状：乳房胀痛、肛门坠胀、胸闷烦躁、悲伤易怒、心悸失眠、头痛头晕、恶心呕吐、胃痛腹泻、倦怠乏力、面色苍白、四肢冰凉、冷汗淋漓、虚脱昏厥等。

祖国医学将痛经分为实痛和虚痛两类。实痛表现为经前胀痛、拒按并引起腰腿痛，经来则疼痛减轻或停止。其后经行不畅，血色黑紫。此外，实痛还可分为气滞型和血瘀型。气滞型为小腹多胀，胀重于痛，常伴有胸胁、两乳胀痛，反酸欲呕，苔薄白，脉弦；血瘀型则多剧痛，月经色黑或有血块，脉沉涩，舌质暗。

虚痛则表现为经期或经后腹痛，喜按，痛多缠绵，腰酸无力，经量少而色淡。虚痛也可分为虚寒型和虚热型。虚寒型为经期多错后，腹冷痛、喜暖，面色苍白，苔白腻，脉细而迟；虚热型则经期多提前，面潮红，手足心热，口干舌燥，苔薄黄，脉细弦。

【治疗】

治则：行气活血、祛瘀通络、止痛。

取穴：子宫点、六腑、两卵巢点、阳池、合谷、中冲、冲任原点。

手法：按法、摩法、点法、揉法、推法、拿法。

操作程序：

（1）经前痛为气滞血瘀。气滞者，腹胀重于痛；血瘀者，腹痛重于胀。治疗时，应行气导瘀。经后痛为气血虚弱，治疗时，虚寒者，应温下元；虚热者，应清热调经。

（2）患者采取坐或仰卧式，医者以两拇指按压两子宫点（即两手的劳宫穴）三至五分钟，患者疼痛减轻或缓解为止。此法有缓解子宫痉挛、行经的作用，揉点合谷、中冲，以行气导瘀，点六腑、两卵巢点，可清热调经。

（3）气滞血瘀者，加按揉臂肝俞、臂胆俞。寒湿凝滞者，加点按阳池、臂肾俞、子宫点。气血虚弱者按揉足三里，揉按血海，点揉臂脾点、臂胃点。

（4）另一治疗方法：患者俯卧位，术者立于旁：①双手拇指挤按命门、腰阳关穴各二至三分钟，在镇定按压数秒后可揉按几下，反复操作数次后小腹疼痛可立即缓解。②横向提捏腰骶部肌肉：术者双手拇、食、中指从患者上腰部的左侧将其皮肤提起揉捻，并向右侧提捏，然后再向下一寸提捏到左侧，如此一直提捏到骶部的一、二骶椎处为止，可重复提捏一两遍。此法有温煦作用，使热气传至胞宫，以通经活血、散寒止痛。③患者仰卧位，术者立于旁，掌揉按下肢的三阴经并揉点血海、阴陵泉、三阴交三穴，以促进阴血通畅（通则不痛）。在月经期施术时应注意手法的柔和，绝对不要按压阳陵泉穴，以免引起突然停经。

【护理和自我保健】

（1）进食易于消化吸收的食物，不宜吃得过饱，尤其应避免进食生冷油腻和辛辣刺激性的食物，并保持大便通畅。

（2）注意身体保暖，尽量避免接触过寒、过冷物品及环境。

（3）注意平时进行适量强度的劳动及体育运动锻炼，并注意休息。尤其是体质虚弱者，积极治疗慢性疾病。注意经期卫生。

（4）解除思想顾虑，心情要愉快；消除紧张、恐惧等不良心理状态。

第三节 带 下

成年女子阴道分泌少量的无色透明液体为正常现象。如因体质虚弱，劳伤过度，或者湿热下注，致使分泌物过多，以及色味改变，即成为带下病。

【病因】

多因体质虚弱，劳伤过度，或湿热下注，致使任、冲二脉受损，带脉失约所致。

【症状】

中医学把带下分为白带、黄带、赤带、黑带和青带五个类型，其中最常见的有三种，即白带色白如涕，如唾液，有的臭气难闻，口不渴，脉沉迟；黄带色如浓茶，气味腥臭，口稍渴，脉弦；赤带色赤似血非血，淋漓不断，口渴喜饮，脉洪数。诊断时，应与生殖器官癌肿、子宫颈息肉、子宫黏膜脱落相鉴别。

【治疗】

治则：健脾、补肾、化湿、清热、理气。

取穴：劳宫、冲任原点、外劳宫、宫颈穴、阳池、中脘。

手法：按法、摩法、点法、揉法、推法。

操作程序：

（1）以调理冲、任、带三脉，健脾化湿或清热渗湿为主，揉点阳池、臂肾俞；揉脾区、肾区各一至二分钟；点劳宫、外劳宫、宫颈穴各二至三分钟。

（2）阳池穴为臂穴的肾俞相应点，揉点可通腰、肾，补肾气，壮身体。日人泽田氏在临床上经常使用“阳脘会”的经验配穴来治疗许多机能衰退、虚性病症，获得良效。泽田氏指的阳池是三焦经的原穴，可通上、中、下三焦，再配中脘（腑会）就加强了后天之本——脾胃的运化功能，故能强壮身体、治疗百病。

（3）劳宫、冲任原点为小腹内脏在臂穴上的相应点，刺激此二穴，有调理冲、任二脉和膀胱机能的作用；刺激宫颈穴可调节阴道的分泌功能。

【护理和自我保健】

（1）成年女性应定期体检，明确带下的原因，如外阴炎、各种阴道炎、宫颈炎、宫颈癌、子宫肌瘤等病症都可引起带下异常。

（2）有带下的患者，注意每天应清洗外阴一至二次。

（3）患有霉菌性阴道炎、滴虫性阴道炎患者的浴盆等必须要单独使用，以防传染给别人。

第四节 闭经与妊娠早期手法引流

【病因】

《黄帝内经·素问·上古天真论》指出："女子二七而天癸至，任脉通，太冲脉盛，月事以时下……"发育正常的女性，其月经初潮的平均年龄通常在 14 岁左右，若年 18 周岁仍未行经者称为原发性闭经；曾来过月经而后停经超过 3 个月，又非妊娠和哺乳期者，称之为继发性闭经，属于按摩适应证。中医理论认为，妇女行经全赖于体内气血的正常运行和冲任二脉的充盛流畅。若气血不足，五脏亏损，则血海不充，任脉不通，月经不行；若气郁血瘀或风寒湿痰凝滞于胞宫，阻滞冲任二脉，亦可致闭经。闭经的原因有虚有实，其虚证既有气虚、血虚，也有阳虚、阴虚和气血两虚。实证则包括气郁、血瘀、寒凝、痰阻等。具体到个人发病原因，比较复杂，需辨证施治。

【症状及分型】

(1) 肾气不足：原发性闭经，或初潮晚，月经错后量少，色淡暗质稀，渐至闭经，头晕耳鸣，腰膝酸软，夜尿频，带下少，面色晦暗，舌质淡、苔薄润，脉沉细无力、尺脉弱。

(2) 肝肾亏损：堕胎、流产、久病或产后，经量逐渐减少，经行延后，乃至闭经，头晕目涩，腰膝酸软，心烦潮热，带下量少，阴部干涩，甚则形体消瘦，面色萎黄，肌肤不润，毛发脱落，性欲淡漠，舌质淡、苔薄白或薄黄，脉细无力。

(3) 气血虚弱：月经逐渐后延，经量渐减，色淡质稀，继而停闭，倦怠乏力，气短懒言，头晕眼花，心悸失眠，毛发少泽，肌肤欠润，舌质淡、苔薄白，脉细弱。

(4) 气滞血瘀：经行先后不定，量少，渐至闭经，或暴怒之后骤然经闭不行，情志抑郁，胸胁、乳房、少腹胀痛，舌质暗或有瘀斑瘀点、苔薄白或薄黄，脉弦涩。

(5) 痰湿阻滞：经期延后，经量渐少而至停闭，神疲倦怠，形体渐胖，胸脘满闷，食少痰多，带下量多，色白质稠，舌质淡胖、苔白腻，脉滑。

【治疗】

治则：调补冲任、行气活血。

取穴：臂子宫点、臂冲任原点、肩井、肾俞、调经穴（涌泉穴外侧四、五跖骨间前一横指处，约为足底反射区的心点，两手同时按压令气至小腹）。

手法：揉、点、按、压等法。

操作程序：

(1) 患者仰卧位，术者立于其右侧：术者一手拇指点按曲池穴，另一手拇指同时揉压臂子宫点（劳宫穴）约二分钟。术者在施手法时应意念运气至患者的小腹部，并嘱患者体会其感觉。本法有引气下行、开通血络之功效。

（2）患者俯卧位，术者立于其左侧：一手拇指点按左肩井穴，同时另一手拇指或肘尖揉按左肾俞或气海俞约二至三分钟。施本法时亦嘱患者注意小腹部的感觉。取完左侧穴位，运用同样的手法再取右侧肩井、肾俞或气海俞。

（3）双拇指按压腰阳关二分钟。

（4）实证者叩击骶部二分钟；虚者横擦骶部，以透热至小腹为最佳。

（5）患者左侧卧位，左腿伸直，右腿屈曲置于左腿前侧；术者立于其后，用手掌从大腿根部揉按足三阴经到内踝部二至三分钟，在揉按时对血海、阴陵泉、三阴交三穴重点揉按三遍。

（6）左手拇食二指揉捏患者的右手中冲穴——臂冲任原点；另一手拇指点压左足底部调经穴，时间约二分钟。

（7）患者转换为右侧卧位，术者立于其后，施以上面第五、第六疗法。手法全过程 20～25 分钟，10 次为一疗程。

遵上手法取穴虽都属经穴（体穴），但从臂穴角度看，有些穴位有了新的含义：如劳宫穴是臂穴的子宫点，与人体的子宫相对应。同时点按曲池、劳宫两穴，“气行血行”，使气血直达子宫，故治疗闭经有较好的效果。

中冲一穴正处于臂穴的内外生殖器的区域，有些老中医在鉴别妊娠还是闭经时往往采取切按中指动脉来分辨：用拇、食二指放于中指两侧触摸，如是闭经其动脉从指根贯穿至指尖，显现波动；而妊娠者从指根到指尖分为九段逐月依次显现，此点也可以判断胎儿的月份。从臂穴系统来看此种现象与女子的任冲二脉相关，故将中冲穴命名为“冲任原点”。足调经穴在足底，从分体对应穴关系来看与卵巢相对应，所以同时配取中冲穴，可以使经气直达子宫与卵巢部位；此时患者感觉小腹部有一铜钱大小的

“热圈感”，说明子宫中的气血有所变化，可促进卵巢正常排卵，使其按时行经。

本套手法还可以治疗其他月经病，如果最后同时揉点合谷、三阴交二穴还可以作为妊娠早期引流之用。合谷穴为大肠经之原穴，“妇人妊娠可泻不可补，补即堕胎”；三阴交为足太阴脾经之要穴，是足三阴经之交会。我们采用补合谷、泻三阴交，可使引流成功。引流最佳时机是在第六、七周，倘若不成功，还留出了刮宫的时间。本手法引流具有简便安全的特点，只按摩一两次或三五次就可见红，如平时月经来潮一般。

第五节　更年期综合征

更年期综合征是由中年过渡到老年时出现的一种疾病。男女都有，但因男性患病症状较轻且病程较短，故很少引起人们的重视；而女性发病症状较重，其病程也较长，故“更年期综合征”成了女性的“专利”。

【病因】

一般认为，妇女进入更年期后，家庭和社会环境的变化都可能加重其身体和精神负担，使更年期综合征易于发生或使原来已有的某些症状加重。有些本身精神状态不稳定的妇女，更年期综合征就更为明显，甚至喜怒无常。更年期综合征虽然是由于生理变化所致，但发病率高低与个人经历和心理负担有直接关系。对心理比较敏感的更年期妇女来说，生理上的不适更易引起心理的变化，于是出现了各种更年期症状。

更年期综合征在中医学亦称“经断前后诸证”。多因妇女将届经断之年，肾气渐衰，任脉虚，太冲脉衰，天癸将竭，导致机体阴阳失衡，或肾阴不足，阳失潜藏；或肾阳虚衰，经脉失于温养，而出现一系列脏腑功能紊乱的证候。

【症状】

若症见月经不调，颜面潮红，烦躁易怒或忧郁，头晕耳鸣，口干便燥等，为肾阴虚证；若症见月经不调，面白神疲，畏寒肢冷，腰脊酸痛，阴部重坠，纳呆便溏，为肾阳虚证；若月经不调，兼见颧红面赤，虚烦少寐，潮热盗汗，腰膝酸软，头晕心悸，血压升高等，为肾阴阳俱虚证；此外尚有心肾两虚证等。

现代医学认为，更年期女性可出现以下几个方面的变化。

1. 雌激素缺乏相关的症状

（1）血管舒缩综合征：绝经后 1～5 年间发生率为 75%～85%。<25 岁行双卵巢切除者，1～6 周的发生率为 76%。

血管舒缩综合征，系指因雌激素匮乏、植物神经功能障碍，所引起以阵发性发作的烘热、潮红、自汗和心悸为特征的症候群。潮红先始于面、颈、前胸部，后波及下腹、躯干和四肢，皮肤血管扩张，片状红润充血，温度升高，伴头痛、头晕、心悸、烦躁、口干。为散热，患者多脱衣、袒臂、开窗、打扇或走向户外以驱热。潮红持续 3～4 分钟后，继以出汗、血管收缩、体温恢复正常而结束。发作周期为 54±10 分钟。夜间发作时，多突然从梦中惊醒，且已大汗淋漓，湿濡衣被，伴失眠和焦虑。次日神志恍惚、健忘，伴恶心、呕吐、眩晕等不适。

（2）各器官系统衰老性疾病

1）性征退化和性器萎缩：外阴干枯、阴毛脱落、白色病损、外阴瘙痒、继发感染、性功能减退、膀胱、直肠膨出、子宫脱垂等。部分妇女出现多毛、脂溢、痤疮等男性化征象。

2）乳房萎缩、下垂，乳头乳晕色素减退，乳房坚挺性减弱，组织软塌。

3）皮肤黏膜干枯、多皱、毛发脱落、色素沉着和老年斑、易发皮肤病。口干、咽峡炎和声音嘶哑。

4）心血管系统：包括高血压、动脉硬化和冠心病，栓塞性疾病发生率随绝经后年龄增长而增高。≤55 岁妇女冠心病发生率低于同龄男性 5～8 倍。

2. 精神、神经系统

更年期妇女易患精神抑郁症、健忘、强迫观念、偏执、情感倒错、情绪不稳、迫害妄想、焦虑、多疑、感觉异常、自觉无能和厌世感。部分呈躁狂、思维错乱和精神分裂症。

3. 内分泌代谢变化

（1）高脂血症：表现为胆固醇、低密度脂蛋白（LDL）、甘油三酯（TG）、极低密度脂蛋白（VLDL）增高，而高密度脂蛋白（HDL）降低，故易致动脉粥样硬化和高血压。

（2）糖尿病倾向：胰岛素分泌减少和外周组织胰岛素抗拒作用增强所致。

（3）水肿：可因甲低引起黏液性水肿、血管神经性水肿，或低蛋白血症、营养不良性水肿。

（4）免疫功能减退：易并发感染和肿瘤。

【治疗】

治则：疏经活血、调和阴阳、宁心安神。

取穴：膈俞、肝俞、肾俞、臂肾点、劳宫、血海、阴陵泉等穴。

手法：推、按、揉、点等法。

操作过程：

1. 患者仰卧位

（1）术者立于或坐于床头部，双手拇指施以开天门法，即从印堂向上推。

（2）推坎宫点太阳法，双手拇指从阳白穴分推至太阳，揉点数秒钟。

（3）双拇指揉点神庭、百会穴，多指分别揉按两颞部率骨穴，点揉时多指同时动作，力度不要过大。

（4）双手大鱼际在颞顶两侧向中间挤压，从前额至后顶处，挤压时起到紧缩头皮的作用后放手，患者会感到头部轻松，操作时需注意不要弄乱其发型。

（5）双手四指稍屈曲，进行切打法，从前额至后顶，然后分别沿颞顶结节处切打至前额，反复二至三遍。

术者转换体位，立于患者旁侧。

（6）双掌施以腹部下行及横向分推法多遍。

（7）从上腹至小腹施以双掌揉摸法三至五遍。

（8）腹部下行叠掌轮转按压三至五遍，速度要均匀缓慢（如果速度过快就变成揉摸法了）。

（9）双手拇指按压中脘、关元穴，交替揉按用力，如跷跷板样；点按水道、归来穴，单拇指点中极穴，施以放气冲法，即双掌大小鱼际根部按压在气冲穴处，手下有动脉波动感或患者感到该处有热感为度，术者双手突然放开，便会有热流向下肢放射。

（10）提拿两胁肋部，术者双手并拢用指尖与指根的皮肤抓提起来，数秒钟后放开，此手法开始于剑突附近，斜向下到十一、十二肋为止，每侧可提拿二至三遍，做完一侧再做另一侧。此法有消腹胀、促食欲的功效。

（11）双手掌放置大腿内外侧，手尖从下进行下行平推法至足尖，反复操作。

（12）从大腿根至踝部掌揉足三阴经，二至三遍，以顺时针揉法为好，在经络方面逆时针揉按为泻法，顺时针揉按则为补法。

（13）揉点血海、阴陵泉、足三里、三阴交、悬钟、照海、公孙、涌泉等穴各半分钟至一分钟，以上穴位每次不一定都取，应辨证取穴。

2. 患者俯卧位

（1）术者立于旁侧，以双掌放置患者上背部脊柱两侧，手尖冲上，向下平推至骶部再分推至两胯部，反复二至三遍。此法有缓解腰背部肌紧张的作用。

（2）双掌在背腰部脊柱两侧膀胱经进行揉按二至三遍，或用㨰法亦可。

（3）拇指或肘间按压膏肓、心俞、膈俞、肝俞、三焦俞、肾俞、关元俞、八髎等穴各一至二分钟。以上各穴视病情选用。

（4）在骶部施以叩打法或擦搓法，叩打时用空拳，在骶部进行轻快的叩击，持续二至三分钟，此有行气活血的作用；用一手掌小鱼际在次髎、中髎处进行横向搓擦，以患者小腹部有透热感为度。

（5）揉点环跳、殷门、承山穴，拿昆仑、太溪穴各半分钟至一分钟。

3. 患者正坐位

（1）术者立于旁侧或前侧：视病情选取新调压穴、冠心点、内关、大陵、臂肾点、劳宫等穴，各揉按半分钟至一分钟，视病情采用顺时针或逆时针揉法。

（2）术者立于后，双手揉拿两肩井穴。

（3）两拇指取两曲池穴以降浊气，以免术后产生头痛或眩晕。

【护理和自我保健】

更年期综合征的起居调养法：生活应有规律，注意劳逸结合，保证充足的睡眠，但不宜过多卧床休息。身体尚好时应主动从事力所能及的工作和家务，或参加一些有益的文体活动和社会活动，如练气功和太极拳等，以丰富精神生活、增强身体素质。保持和谐的性生活。

更年期综合征的心理调养法：患者首先要明确，更年期是一个正常的生理变化过程，可持续几个月甚至几年，因此出现一些症状是不可避免的，不必过分焦虑，要解除思想负担，保持豁达、乐观的情绪。多参加一些娱乐活动，如参加群体歌唱或舞蹈等活动，以丰富生活情趣。注意改善人际关系，及时疏导心理障碍，以保持精神愉快，稳定情绪。另外，亲属应在精神及生活上多给些安慰和照顾，避免精神刺激和过分激动。这样常可使症状减轻，甚至不治而愈。

更年期综合征的饮食调养法：饮食方面应适当限制高脂肪食物及糖类食物，少吃盐，不吸烟，不喝酒，多食富含蛋白质的食物及瓜果蔬菜等。此外，尚可配合食疗方法，以清淡食品为主。

第六节　产后耻骨联合分离症

妇女自然分娩有时可引起产后耻骨联合分离，由于剖腹产的实施，本病发病率虽然有所降低，但仍为0.05%左右。至今国内外对本病尚无有效的治疗方法，推拿按摩是目前治疗本病的首选方法。

【病因】

骨盆是由骶骨、尾骨和左右两块髋骨构成。两侧髋骨在前正中线由耻骨联合相连接。妇女怀孕期，尤其是在即将生产前，由于内分泌的影响使骶髂关节和耻骨联合软骨韧带变松软，造成了本病的发生。本病发生的条件：分娩时耻骨联合及两侧骶髂关节均出现轻度分离，使骨盆发生短暂性扩大，有利于胎儿的娩出。产后随着黄体素分泌回复正常，松弛的韧带及软骨也随之恢复正常。少数妇女产后内分泌功能紊乱，致使韧带过度松弛，耻骨过度分离。产程过长，胎儿过大，分娩用力不当或姿势不对，以及腰骶部受寒等多种因素造成产后骨盆收缩力平衡失调，有可能使骶髂关节软骨面发生错位。因骶髂关节的关节面粗糙，在形态上变化较多，易发生关节微细错位，如经一段时间仍不能自然恢复便发生本病。

【症状】

耻骨联合处疼痛，且有明显压痛；一侧下肢不能负重，患肢外展及跨步困难；腰臀部酸痛严重者，平卧困难。

骶髂关节可发生向前或向后的错位。向前半脱位，患侧髂后上棘位置偏高，患侧下肢髋膝屈曲困难。向后半脱位，位置偏低，患侧下肢髋后伸。

【治疗】

治则：整复错位、舒筋活血、通络止痛。

取穴：耻骨点、曲骨等穴位。

手法：采用点、揉、理经等手法。

操作程序：

（1）患者俯卧，术者站于患侧，在骶髂及腰臀部进行揉按，并点压八髎、环跳、大肠俞、关元俞，手法需轻柔。

（2）患者仰卧位，术者站于患侧（以右侧为例），右腋下夹住患者右足踝部，右肘屈曲位，以前臂背侧拖住患者小腿后面，左手搭于膝关节前侧，以右手搭于左侧前臂中三分之一处，此时用力夹持患肢向下牵引一至二分钟。

（3）整复向前错位

方法一：患者健侧卧位，健侧下肢伸直，患侧屈膝。术者站于前面，一手按住患者肩前部向后固定其躯体；另一手按住患侧髋部向前推动，最大限度使扭转的作用力集中在骶髂部，然后两手对称用力斜扳。

方法二：患者仰卧位，术者站于患侧，一手拖住患肢小腿后侧，另一手扶住患侧髋部，做强力屈曲至最大限度，然后在曲髋位做快速伸膝和下肢拔伸的动作。

方法三：患者仰卧位，屈曲两腿，术者立于患侧，双掌叠按于患侧髂前上棘处，数秒后用力向下按压，此时手下如有滑动感整复成功。

（4）整复向后错位

方法一：患者健侧卧位，健侧下肢伸直，患肢膝部置于90°屈曲位；术者站于身后，一手向前抵住患侧骶髂关节，一手握住患肢踝上部，向后拉至最大限度，然后两手做相反方向推拉。

方法二：患者俯卧位，术者站于患侧，一手向下，压住患侧骶髂部，一手拖住患肢膝前部，两手对称用力，使下肢后伸最大限度，然后两手同时做相反方向的骤然扳动。

方法三：患者俯卧位，术者立于患侧，双手叠掌按于髂后上棘处，震颤数秒后，用力向下按压，如有滑动感证明整复成功。

（5）患者仰卧位，术者立于旁，用拇指在耻骨上沿腹股沟处进行理经并在相关穴位，如曲骨穴、气冲穴点按数十秒钟，最后按压合谷（臂穴相应点）及臂耻骨点（掌侧第三掌骨处）各一至二分钟，以舒筋、活血、止痛。

【护理和自我保健】

手法治疗后，患者症状可立即缓解，但因骶髂关节囊及韧带均有损伤，稍一扭转易再复发，故在治疗成功后，腰及下肢不宜做大幅度活动，最好在两髋、两膝屈曲位卧床休息，并注意局部保暖。

第九章　身体各部传统手法及保健按摩

第一节　头面部

一、应用解剖

头面部肌群包括表情肌及咀嚼肌两部分（见图 37）。

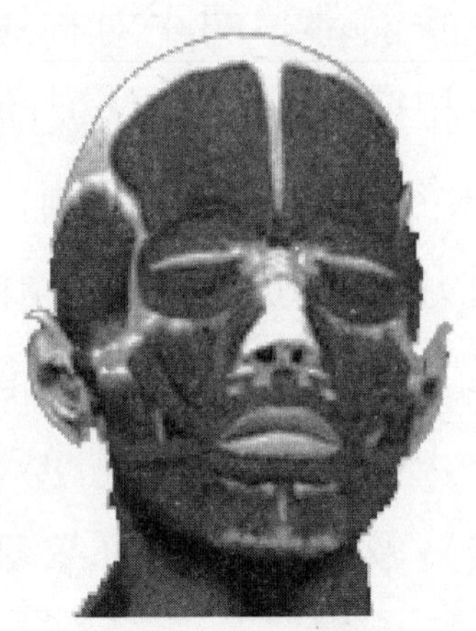

图 37　头面部肌肉

表情肌属于皮肌，位置较浅，大多起于颅骨，止于面部皮肤，收缩时使面部皮肤拉紧，改变其形状和外观，出现各种皱纹，产生各种表情。此肌主要包括额肌和枕肌、眼轮匝肌、口轮匝肌。枕肌和额肌分别位于额部与枕部皮下，额肌收缩时可以提眉，使额部皮肤出现皱纹；枕肌收缩可向后牵拉帽状腱膜。而眼轮匝肌的作用是闭合眼裂及口裂。颊肌位于面颊的深部，收缩时使唇、颊紧贴向牙，帮助咀嚼。

咀嚼肌分布于下颌支的周围，运动下颌关节，产生咀嚼运动。主要包括咬肌、颞肌、翼外肌和翼内肌。咬肌起于颧弓，止于下颌骨咬肌粗隆。咬牙时在颧骨下方可清晰地看到其轮廓。

二、头面部分布的神经

在头面部分布的神经主要有脑神经及颈丛神经的一部分。在面部主要有三叉神经和面神经（见图 38）。

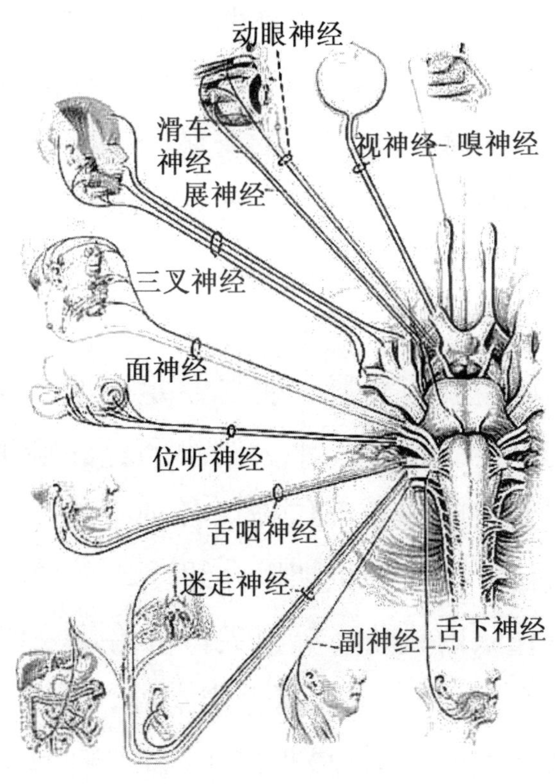

图 38　头面部神经

（1）三叉神经是混合性神经，主要包括躯体感觉纤维，少部分躯体运动纤维支，支配咀嚼肌。该神经又分为眼神经、上颌神经及下颌神经，分部于眼部、鼻部、上下颌部及耳前皮肤，管理感觉。

（2）面神经属于混合性神经，但它与三叉神经不同，主要包括躯体运动纤维，管理表情肌。至于动眼神经、滑车神经、外展神经等等，多数都支配五官部，在此不一一列举了。

（3）由一至四颈神经构成的颈丛，其皮支的一部分为枕小神经，耳大神经由胸锁乳突肌后缘移行向上散布于枕部和耳廓部，管理感觉。

三、经穴的分布

人的头面部是“诸阳之会，神明之府”，“手之三阳，从手走头，足之三阳，从头走足”，手、足六条阳经都在头部汇集。而手少阴、足少阴、足太阴等阴经的支脉分别络于眼系、舌本及舌下。这说明头面部与十二经脉、奇经八脉有着密切的联系，所以耳针、头皮针、面针、鼻针、舌针对治疗躯体各部分疾病都有一定的疗效。

在面部的经脉主要有任脉、督脉、足阳明胃经、手阳明大肠经以及两侧面的手足少阳经、手太阳小肠经和额顶部足太阳膀胱经。保健按摩主要在肢体各部位施以各种手法为主，有时也相应地取一些有关穴位，现按部位加以介绍。

（1）睛明：在眼内眦角，鼻根尖，可治疗一切眼疾。

（2）攒竹（太阳经穴）：在眉毛内端处，治疗眼疾。

（3）印堂（经外奇穴）：鼻根之上，两眉间，可治疗前头痛，有发汗之功。

（4）鱼腰（经外奇穴）：眉毛正中，眉弓最高处，治疗眼疾。

（5）瞳子髎（足少阳胆经穴）：眼外眦后五分处，治疗眼病及面部疾患。

（6）太阳（奇穴）：眼外眦后一寸凹陷处，治疗头痛、眼病。

（7）承泣、四白（足阳明胃经穴）：分别在目下七分、一寸，直对瞳孔；能治疗眼疾、面神经痉挛及麻痹。

(8) 颊车（胃经穴）：耳下约八分，微前凹陷处，上下齿咬紧肌肉鼓起处，能治疗面神经麻痹，牙齿松动及颈项强硬。

(9) 承浆（任脉穴）：下唇沟，治疗面神经麻痹，颜面浮肿，下齿痛。

(10) 水沟（督脉穴，亦名人中）：鼻唇沟上三分之一处，治疗昏倒，急救有速效，一切脑病。

(11) 听宫（手太阳小肠经穴）：耳屏前微下陷中，指按耳内发响是穴，治疗一切耳病。

(12) 神庭、上星（督脉穴）：额顶部正中线，分别为入前发际五分和一寸，能治疗上颚痛、衄血、眩晕等症。

(13) 百会（督脉穴）：头顶正中，两耳间连线之中点，治疗一切脑部疾患，有提升中气之功效，故能治疗中气下陷。

(14) 通天（太阳膀胱经穴）：百会前一寸、旁开一寸五分，能治疗头眩，失眠，头重耳鸣，以及鼻疾患。

(15) 风府（督脉穴）：后颈部中陷，入发际一寸处；治疗项强头痛及五官病变。

四、手法的操作

(一) 面部

按着下述路线进行各种手法操作：受术者仰卧位，术者坐于床头前。自眼内眦睛明穴处起，经眉弓转至外眼角处；再向下、向内带向下眼眶的下缘至鼻根部，再向下沿上颌骨的下缘，向外到颧骨弓至中点（下关穴处）；斜向下方至下颌角，再沿下颌体向前，左右两条路线在下颌中央处汇合。然后再向上至承浆穴处，沿下唇退回到嘴角；再沿上唇的上面至唇沟处；左右两条路线会合后，退回到鼻颊两侧；再沿鼻根部至睛明穴处为止。上述路线从外缘看好似“葫芦型”，或似阿拉伯数码的“8”字。

（1）术者按上述路线进行，行双拇指分推法三至五遍，平推时要轻快，但不能漂浮。

（2）拇指分揉上述路线两三遍，速度要均匀。

（3）双拇指同时在上述左右两条路线依次按压两三遍。

（4）用拇指或食指或中指揉点睛明、鱼腰、瞳子髎、承泣、四白、颊车等穴；捏提两地仓穴；双拇指同时揉点水沟及承浆二穴各数秒钟。

（5）按照上述路线进行多指交替“啄多点法”数遍。此法与叩打法不同，不要靠腕力，而是靠手指自身的跳动，多指进行快速啄多点时，好像雨点打在脸上，使人感到舒适。因为多指并排啄点，占的面积较宽，故开始要从上额中部开始向两侧分点，返回时则不要经鼻旁根部向上，而是从目下处折回外眼角，后再到上额中部。

（6）由下颏起，双掌分抹至面颊，向外经太阳穴处，再抚摸至上额，在印堂上两手合拢，往返抚摸六至七遍。

（二）耳部

受术者继续仰卧位。

（1）“开天门”法：术者双拇指由印堂向神庭方向交替平推两三遍。

（2）“推坎宫”法：双拇指由攒竹穴向两侧分推至太阳穴。

（3）“揉点太阳”：两拇指点按太阳穴数秒后再揉三五下。

（4）两拇指由太阳穴向下斜推至听宫穴，点按一下；继而向下推至耳垂根部，接着交换食、中指再退回，后向上推拉至颞部上耳尖的后部。

（5）撑拽抖耳尖和耳垂各三至五遍。

（6）双掌揉抹两耳壳数下，然后进行叩颤三五秒，再捂住两三秒突然放开。以上六法是连续动作，反复操作三至四遍。

（三）顶部

头顶及两颞部分七条路线进行按摩操作：

（1）正中线为督脉，旁开一寸五分为膀胱经路线，再外开一寸五分（距中线三寸）和两侧颞部（足少阳胆经）七条线，在上述路线用拇指揉按法。

（2）按压法——拇指依次按压上述七条线路，按压两侧胆经路线时，也可改用多指或大指按压。

（3）双拇指同时点按神庭、百会、通天、率骨穴。

（4）用双手多指合掌指侧叩击法，敲击时从前顶中间向后顶部，再分开由两侧转向前面，反复敲击二至三分钟。

（5）用双手多指交叉扣合一起，掌根不分开或鱼际部在头顶两侧，紧缩挤压头皮，从前向后挤压一至二遍。

（四）后头部

受术者俯卧位，术者立于旁侧或床头前。

（1）用拇指揉按后头枕部三条线（督脉、两条膀胱经）二至三遍。

（2）拇指依次按压上述三线二至三遍。

（3）点按风府穴、拿风池穴一至二分钟。

（4）揉拿颈部二至三遍。

第二节　颈项后侧部

一、应用解剖

（一）背部及颈部肌群

（1）颈肌：主要包括颈浅肌群、颈深肌群和上下舌骨肌群。

按摩最易涉及浅肌群中的胸锁乳突肌，起于胸骨柄前面和锁骨的胸骨端，肌束斜向后上，止于乳突。其作用是两侧肌束收缩使头后仰，单侧收缩使头趋向同侧，而下颏指向对侧。

（2）背肌分深浅两层，浅层主要包括：

1）斜方肌：位于项部和背上部的皮下，为三角形扩肌，两侧相合为斜方形，故名“斜方肌”。肌束分别起于枕外粗隆、十二个胸椎的棘突与棘上韧带，分别向肩部集中，止于肩胛冈上和肩峰处。该肌可使肩胛骨向脊柱靠拢；上部肌能上提肩胛，下部肌则下扯肩胛；若肩胛骨固定，一侧收缩使头向同侧屈，两侧收缩则使头后仰，与胸锁乳突肌协同动作。

2）背阔肌：位于背下部及胸部的后外侧的皮下，是全身最大的阔肌，借腰背筋膜主要起自下六个胸椎棘突、全部腰椎棘突及髂嵴，肌束斜向上方集中，止于肱骨小结节下方的骨嵴。其作用除运动上臂外，还可引体向上，上肢上举，被固定可上提躯干。

肩胛提肌、菱形肌也都是背肌浅层的肌，除自身运动外，还协同其他肌群完成各种动作。

3）骶棘肌：是背肌中最长、最粗大、最强有力的肌群，它分布于上述各肌束深层，纵列于脊柱两侧，是保持躯干直立姿势的伸肌，故又名竖脊肌。所谓腰背部督脉两侧的膀胱经的大筋，就是该肌群。腰背筋膜形成骶棘肌的鞘壁，并成为腹内斜肌、腹横肌及背阔肌的起始部。

腹内斜肌、腹横肌均起自骶棘肌，前与腹直肌相连，并向下移行于男性外生殖器内的睾提肌，它们虽与腰两侧腹后壁的腰方肌都属腹肌，但参与脊柱的前屈、侧屈及回旋运动。

（二）腰背部的神经

脊柱是构成人体支架的核心，也是中枢神经的通路。

人的脊柱由七个颈椎、十二个胸椎、五个腰椎、五个骶椎（成人后合为一块）及四个尾椎与二十三块椎间盘“弹簧软垫”组成。单个椎体连接起来，其椎弓板部分互相连接形成椎管，内含有脊髓中枢神经的一部分，从此分出“周围神经”脊神经和内脏神经，分布到人体四肢各部和内脏，主宰着运动器官及内脏的随意肌（骨骼肌）或自主运动（平滑肌）等。

（1）脊神经：脊髓全长共有三十一对神经节分出，其前根含有躯体运动神经，还分别含有交感及副交感神经。

三十一对脊神经包括：八对颈神经，十二对胸神经，五对腰神经，五对骶神经和一对尾神经。由于脊神经的前后根都含有运动和感觉纤维，故为混合性神经。脊神经除胸神经一条条按序分布，其余均互相交织，构成多个神经丛，分布到躯体、四肢各部，腰背部自身只有少量的脊膜支分布到脊髓的背膜和椎骨韧带处。

神经丛有：颈丛（一至四颈神经）、臂丛（一至八颈神经和部分第一胸神经）、腰丛（由第十二胸神经的部分前支和一至四腰神经的前支）及骶丛（由四、五腰神经全部，骶神经和尾神经组成）。其具体分布待有关章节分别叙述。

（2）内脏神经：大脑皮质通过分布到内脏的血管、腺体的植物神经来支配这些器官。内脏神经同脊神经一样，也有运动神经和感觉神经之分。运动神经叫做植物神经，它包括交感神经和副交感神经。它们与脊神经不同之处是：脊神经支配骨骼肌，直接到达效应器，受意志支配。而植物神经则主宰平滑肌、心肌和腺体，它们不直接到达效应器，在中途要更换神经元，其相应的脏器，不受意志支配，故称之为“自主神经”。

植物神经的低级中枢发自脊髓从胸一至第三腰神经、第二骶神经、第三骶神经、第四骶神经及尾神经，其中一些交感神经就在脊旁向各自的效应器走行，故这些神经节又称之为“椎旁节”。

交感神经的分布大致上是这样的：第一至第五胸节的节后纤维支配头、颈、胸腔、脏器和上肢；第五胸节至第十二胸节的节后纤维支配实质性器官如肝、胰、胆囊、胆总管、脾、肾上腺、睾丸或卵巢及左曲结肠前的胃肠道。上部腰节的节后纤维支配结肠左曲以下的消化道、盆腔脏器和下肢。交感神经亦随脊神经分布到全身皮肤的汗腺、立毛肌和血管、平滑肌。副交感神经的分布没有交感神经那么广泛，一般认为大部分血管、汗腺、立毛肌、肾上腺髓质均无副交感神经支配。

人体的大部分内脏器官都受交感和副交感神经的双重支配，两种神经对同一器官的作用是相反的。例如：心脏交感神经兴奋可使心跳加强、加快；副交感神经兴奋则使心跳减弱、减慢。对于胃肠活动交感神经兴奋使之减弱，而副交感神经兴奋使之加强。但在体内两神经的作用又是密切配合、相互协调的。当交感神经兴奋性增高时，伴随着副交感神经的被抑制；反之亦然。在大脑皮质的控制下，交感神经和副交感神经，始终保持着对立统一、相辅相成状态，否则就要产生紊乱，出现疾病。

值得注意的是交感神经“椎旁节”与“华佗夹脊”经外奇穴相吻合。所以我们在腰背部按摩时经常按压并将其各自穴位与其平行的经穴命名为统一穴名，如第十一、第十二椎旁五分的夹脊穴称之为“内脾俞”，其主治与经穴的脾俞相同，但效果有时更加良好；胃痉挛引起的上腹痛按压内脾俞止痛更快。其他华佗夹脊穴的命名依此类推。

（三）腰背部的经穴

腰背部有“阳脉之海”之称，督脉纵贯其中央，还有足太阳经的两行干线夹脊下行，是躯体内脏精气输注的重要所在。背、腰、骶尾部共有经穴 63 个分布到这里，这不包括肩胛和胯部的经穴（督脉 14 个、膀胱经 39 个穴位）。

（1）大椎：第七颈椎与第一胸椎间隙陷中，能治疗感冒与心肺疾患，配合谷、后溪治疗虚汗、盗汗有良效。

（2）大杼：第一胸椎下旁开一寸五分，可治疗头痛、眩晕与心肺等疾病。

（3）身柱：第三胸椎下陷中，治疗心、脑、肺等器官疾患。

（4）肺俞：身柱穴旁开一寸五分，治疗呼吸系统疾病之要穴。

（5）膏肓：第四胸椎下旁开三寸，可治疗一切慢性病并用于强壮身体。

（6）心俞：第五胸椎下旁开一寸五分，用于治疗心脏病。

（7）至阳：第七、八胸椎及间隙陷中，治疗胃痉挛、隐性冠心病、心绞痛。

（8）膈俞：至阳旁开一寸五分，治疗心肺、胃肠疾患。

（9）肝俞：第九胸椎下旁开一寸五分，治疗胸背痛、肝胆疾患。

（10）胆俞：第十胸椎下旁开一寸五分，治疗胆囊病之要穴，咽痛、呕吐不得卧取之。

（11）脾俞：第十一胸椎下旁开一寸五分，治疗一切胃肠病、消瘦乏力，有强壮身体之作用。

（12）胃俞：第十二胸椎下旁开一寸五分，治疗肠胃病、目不明。

（13）三焦俞：第一腰椎（十三椎）下旁开一寸五分，治疗神经衰弱，一切肠胃病、腰痛。

（14）肾俞：第二腰椎下旁开一寸五分，有强壮身体之功效，为治疗腰痛之要穴（腰为肾之府），一切男女生殖系统疾病取之。

（15）大肠俞：第四腰椎（16 椎）下旁开一寸五分，治疗腰痛肠病及生殖泌尿系统疾病有效。

（16）小肠俞：第一骶椎（18 椎）棘突下旁开一寸五分，治疗同上。

（17）膀胱俞：第二骶椎（19 椎）棘突下旁开一寸五分，治疗膀胱病的要穴，与肾俞、大肠俞配伍治疗腰痛。

（18）八髎（上髎、次髎、中髎、下髎）：一至四后骶骨孔中，即十八椎至二十一椎下旁开约五分处，可治疗坐骨神经痛、男女神经泌尿系统疾病。

（19）长强：尾骨与肛门中间，可治疗腰肌强痛、便秘及泄泻、痔疮、脱肛。

二、手法操作

受术者俯卧位，术者立于其左侧。

（1）“通天抚法”：即在腰背和下肢后侧部施以平推法。术者双掌搭于两肩胛内缘、胸椎的两侧。术者做弓箭步态，双掌手尖朝上。两掌沿脊柱两侧向下推拉至腰部，双掌转向手尖朝下，左手换至脊柱的右侧，右手换至脊柱的左侧，两脚稍向右转体，但体位不能离开原地；双掌继续沿脊柱、骶部、两胯向下平推，至胯部时双掌要分开；再沿大腿后侧向下推至足跟，再到足底；直到足尖捏一把，两至三秒钟。此法有舒缓紧张、运行气血、缓解疲劳、降低血压之功效。上法反复操作三至五遍。

（2）双掌从肩背部沿脊柱两侧膀胱经，直到骶部做揉法两三遍，然后从上背至骶部分督脉、两膀胱经第一线（骶棘肌）分别用单掌揉两三遍，督脉用掌根，两侧用手掌或鱼际揉法。

（3）双拇指揉按膀胱经，从肩背到腰骶部一至二遍，按压时采用依次间歇性按压法，反复按压一至二次。

（4）拇指或肘尖揉点下列穴位：肺俞、心俞、肝俞、脾俞、肾俞、大肠俞等穴，操作时辨证灵活取穴，每穴按压约半分钟。

（5）在腰背部施以㨰法五分钟左右。

（6）用两手二、三、四、五指，指间关节弹拨骶棘肌，手法要求轻快，但要有一定的力度。

（7）用掌心或拳眼叩击背腰骶部约三分钟。叩击时要求“背重、腰轻、骶部不留情”，也就是说敲击背部时要求用中等力量，敲击腰部要轻快，到了骶部力量可稍大些，但也不是过度用力；不管哪一部分敲击时，都要求有一定的弹性，以保护内脏组织器官不受过度的震动。

第三节　下肢后侧部

一、应用解剖

（一）下肢骨骼

下肢骨骼由下肢带骨（髋骨）及下肢游离骨（股骨即“大腿骨”、髌骨、胫骨即“小腿内侧骨”）、腓骨（小腿外侧骨）和多块足骨构成，是人类站立行走形成的特有形态。

胫骨下端的突起称为内踝，腓骨下端的突起称为外踝，两骨下端均有关节面与足部的跗骨中的距骨相关节。跗骨间关节比较复杂，包括距跟关节、距跟舟关节、跟骰关节等。

（二）下肢肌肉

（1）髋肌：分前后两群。前群由髂腰肌、腰大肌和髂肌组成。腰大肌起于腰椎体的侧面 ；髂肌起于髂窝，两肌相合经腹股沟，止于股骨小转子，该肌收缩可屈髋关节。阔筋膜张肌位于大腿外侧上部，起于髂前上棘，通过髂胫束，止于胫骨外侧髁，该肌可屈髋关节。

髋肌的后群有：臀大肌，位于臀部皮下，大而肥厚，形成臀部粗隆，这与直立有关。该肌起自髂骨翼外面后部和骶尾骨的后面外侧，肌束斜向下外，止于股骨的臀肌粗隆，该肌是髋关节有利的伸肌，还可使股骨旋外。臀中肌和臀小肌，位于臀大肌的深面，起于髂骨翼的外面，止于大转子，可外展大腿。梨状肌，起于骶骨前面骶前孔的外侧，经坐骨大孔，止于股骨大转子，可旋外股骨。

（2）大腿的后群肌：有股二头肌、半腱肌和半膜肌。

股二头肌：长头起于坐骨结节，短头起于股骨嵴，两头相合后，止于腓骨小头，作用是屈小腿、伸大腿，并使已屈的小腿做旋外动作。

半腱肌：长而圆细的半腱肌在股二头肌的内侧，起于坐骨结节，止于胫骨上端内侧，可伸大腿、屈小腿，还可使小腿旋内。

半膜肌：在半腱肌的深面，亦起于坐骨结节，止于胫骨内侧髁的后面，其作用与半腱肌同。

（3）小腿后群肌：分深浅两层，由腓肠肌和其深面的比目鱼肌组成三头肌。腓肠肌的内、外头分别起于股骨的内、外上髁，比目鱼肌则起于胫腓骨的上端后面，三头汇合形成膨隆的小腿肚，向下续为跟腱，止于跟骨结节，三头肌的作用是屈小腿和提足跟。

小腿后群深层肌群有三块，拇长屈肌、胫骨后肌、趾长屈肌，它们分别起自腓骨、骨腱膜和胫骨的后面，向下绕至内踝后到足底。胫骨后肌止于舟骨和三块楔骨，拇长屈肌止于拇指第二节趾骨底，趾长屈肌止于第二至五趾的末节的趾骨底，作用是足趾曲、跖屈及足内翻（胫骨后肌的作用）。

（三）神经分布

（1）臀上皮神经：由腰一至腰三神经的后外侧支构成，它们在髂肌、骶棘肌的外侧缘处穿至皮下，越过髂肌，分布于臀上部。该神经损伤可引起剧烈的腰痛，所谓："刺裂酸痛腰难弯，只因'臀神'把家搬，腰一二三后支下，拨回原位立平安"。

（2）臀中皮神经：由第一至第三骶神经的外侧支构成，穿过臀大肌的起始部皮下，分布于臀中部的皮肤。

（3）坐骨神经：由第四、第五腰神经和全部骶神经及尾神经的前支组成，该神经为骶丛的一支主要神经，是全身最粗大的神经。它从梨状肌下孔穿出骨盆至臀大肌的深面，经坐骨结节和股骨大转子下行，经大腿后面，沿途分支到大腿后侧肌群。一般人在腘窝处分为胫神经和腓总神经，大约有22％的人由盆腔内就分为胫、腓两神经。

1）胫神经沿腘窝中线向下，在小腿深、浅两层肌群间伴随胫动脉下行，通过内踝后方至足底，又分成足底内侧神经、足底外侧神经。本神经损伤时足不能跖屈，足跟不能抬起，足趾不能屈曲，小腿瘫痪，足底不能内翻；出现五趾和足外翻，是拮抗肌过强的缘故。

2）腓总神经：沿腘窝上外缘下行，绕腓骨颈达小腿前面，又分为腓浅、深二神经。该神经损伤产生足内翻下垂和足不能背屈。

3）阴部神经：亦属骶丛，阴部神经也从梨状肌下孔出骨盆，经坐骨小孔至直肠窝，向前分布于阴茎背神经和会阴神经。

此外，尚有臀上神经、臀下神经、股后皮神经等。

（四）经穴分布

臀部及下肢后侧主要经络为足太阳膀胱经，在两侧髋部尚有足少阳胆经经穴分布。

（1）承扶：臀下横纹中央，治疗坐骨神经痛、便秘、小便不利等。

（2）殷门：承扶与委中穴连线中点，可治疗腰痛、坐骨神经痛。

（3）委中：膝腘窝横纹正中，动脉应手处，治疗腰痛、坐骨神经痛；《四总穴歌》云："腰背委中求"。

（4）承山：委中下八寸，小腿肚正中，治疗小腿部神经痉挛、麻痹以及直肠疾患、肩周炎等。

（5）昆仑：外踝后五分凹陷处，治疗坐骨神经痛、头痛眩晕。

（6）太溪（足少阴肾经穴）：足内踝后五分处，治疗月经不调、齿痛、咽肿、心痛、胸闷不得卧。

二、手法操作

接上节手法在腿部进行操作。

（1）从髋经大腿后侧至小腿后侧跟腱上部，施以掌根、手掌的下行揉法，反复两三遍。

（2）从大腿根部至小腿后侧，施以下行多指捏法两三遍，视需要可加拿法。

（3）在腿后侧施以㨰法三至五分钟。

（4）从上至下揉、拨、按压腿后侧的肌筋一两遍。

（5）揉点上环跳（上三寸）、环跳、承府、殷门、承山和拿昆仑、太溪等穴，每穴约半分钟至一分钟。

（6）从跟腱上部至大腿根部，上行对掌揉搓法一两遍。一侧下肢按摩结束后，再做另一侧下肢。

（7）施以双下肢切打法：可从一侧小腿切打至髋骶部，绕至另一侧下肢进行切打，反复三至五遍。

（8）屈小腿，将足跟压向臀部活动两三次，结束下肢后侧的治疗。

第四节 胸腹部

一、胸部解剖

胸部由一块胸骨和十二对肋骨组成，与胸椎连接成胸腔，内有心脏、肺脏、气管、食道等脏器，下端由膈肌与腹腔相隔开。

（一）肌群

（1）胸大肌：位于胸廓的前上方，为扇形扁肌，潜居皮下，起于锁骨的内侧面、胸骨和第一至六肋软骨前面，肌束向外上结合，移行为扁腱，止于肱骨大结节下方的骨嵴。该肌作用为：上肢固定可上提肋骨，扩大胸廓，协助呼吸，主要作用是使肱骨内收、旋内和屈肩。

（2）胸小肌：起于第三至第五肋的前面，止于肩胛骨的喙突；该肌被胸大肌所遮盖。该肌可牵引肩胛骨向前内下，有协助吸气的作用。

（3）前锯肌：位于胸部的外侧面，是一个扩大的扁肌，以数个肌束，起于第八或第九肋的外面，肌束斜向后上内方，经肩胛骨的前面止于肩胛下角及其脊柱缘的内面。该肌作用是使肩胛骨下部旋向外，使肩胛骨紧贴肋壁固定肩胛骨，可协助深呼吸，该肌瘫痪产生翼状肩胛。

（4）肋间外肌：在肋间隙的浅层，起自各肋的下缘，肌束斜向前下，止于下位肋骨上缘的前部；在软骨结合间隙处，肌纤维移行为一结缔组织膜，其作用是提肋、扩胸、助吸气。

（5）肋间内肌：位于肋间的深面（肋间外肌的深面），肌束方向与外肌交叉，前部达胸骨外侧缘，后部止到肋角，再向后移行于腱膜。作用是下降肋骨、缩小胸廓、助呼气。

（二）神经分布

胸神经：除第一胸神经的大部组成臂丛、第十二胸神经组成腰丛外，其余均各自走行。第一至第十一胸神经分别分布于相应的肋间隙内，成为肋间神经；第十二对胸神经在第十二肋下故名肋下神经。肋间神经在肋间内外肌之间，与肋间血管共同走行，自上向下按静脉、动脉、神经依次排列。上六对肋间神经分支分布于相应的肋间肌、胸壁皮肤和胸膜壁层；下五对肋间神经及肋下神经斜向下前方进入腹部，走于腹内斜肌与腹横肌之间，肋间神经传导腹膜壁层的感觉，支配腹壁肌肉的运动。“板状腹”就是由于腹内炎症，侵及腹膜壁层，而引起肌肉反射性紧张的缘故，这与肋间神经有关。

（三）经穴分布

在胸前部的经脉主要有：中线的任脉、其旁开二寸的足少阴肾经、旁开四寸的足阳明胃经、旁开六寸的手足太阴经（肺经、脾经）等。

（1）膻中：两乳头连线与前正中线的交点，可治疗心、肺、气管疾病，胸痛、肋间神经痛及乳汁不足等。

（2）神封：膻中旁开二寸，胸骨外缘，四、五肋间隙陷中，主治肋间神经痛、冠心病等。

（3）气户：锁骨下陷中，直对乳头，可治疗胸胁满痛，气郁不舒。

（4）屋翳：二、三肋间隙，距中线四寸，主治冠心病、肋间神经痛。

（5）中府：锁骨外端一肋下陷中，距中线六寸，主治心肺疾患，有开胸理气之作用。

二、胸部手法操作

准备手法：受术者仰卧位，术者位于其右侧。

（1）施以“通天伏法”，即从胸上部至足部进行双掌平推法。此法与前述腰背部及下肢后侧部“通天伏”法相同。

（2）胸部分四条横线施以双掌分推法（女性要注意避开乳部），操作二至三遍。

（3）按四条线进行分形掌揉法二至三遍。

（4）揉点膻中、中府等穴。

（5）叠掌按压、振颤胸部，手掌可放于胸中间或胸大肌处，振颤时嘱受术者自然呼吸，不要憋气。

（6）施以“蝶翼线”掌推法或“叉形”推法：①从膻中起向下转至左乳下、经乳外至其上部，再到右乳上转至右乳外侧，再经其下部回到膻中为一遍，可推三至五遍。②双掌由膻中分推至左上胸和右下肋部，然后再分推右上胸和左下肋部，两条斜线可各推三至五遍。

三、腹部解剖

（一）腹部肌群

（1）腹直肌：位于腹部中线两侧，呈上宽下窄的多头肌，起于剑突和第五至第七肋沟处的前面，止于耻骨联合、耻骨结节。

（2）腹外斜肌、腹内斜肌、腹横肌：分别起自下八、下六肋软骨、腰背筋膜、髂肌和腹股沟韧带，三肌依次从浅到深都移行参与腹直肌鞘膜的构成，腹内斜肌和腹横肌还构成提睾肌。腹肌收缩可缩小腹腔、增加腹压，帮助排便、分娩、呕吐和呼吸。腹肌有维持腹腔内脏器正常位置的作用，同时也参与脊柱的前屈、侧屈和回旋运动。

上面是前群腹肌，下面是后群腹肌。

(3) 腰方肌：位于腰大肌两侧、腹的后壁，起于髂棘，止于十二肋，有侧屈脊柱的作用。

(二) 腹部神经

腹内脏器的运动主要是由植物神经来支配的，而腹部感觉及腹肌的运动主要是由肋间神经、部分腰骶丛相关神经所支配。这在前面已作介绍，在此不再赘述。

(三) 经穴分布

运行气血的十二经脉都要在膈以下络属有关脏腑，即使在膈上，胸腔中的心经、心包经也要在腹内与小肠和三焦经相联络。腹部的经穴通路依其中线向两侧为：任脉、肾经（距中线五寸）、足阳明胃经（距中线二寸）、足太阴脾经（距中线四寸或三寸五分），还有肝经在两肋胁走行。

(1) 神阙：肚脐中央，治疗慢性肠炎、腹胀、脱肛等。

(2) 下脘：脐上二寸，治疗一切肠胃病。

(3) 中脘：腹中线脐上四寸，一切急慢性胃病取之，乃“腹之会穴”，有强壮身体之效。

(4) 上脘：脐上五寸，主治胃病，一切虚劳证。

(5) 鸠尾：任脉脐上七寸，剑突尖下陷中，主治急性胃炎、哮喘、呕吐等症。

(6) 气海：脐下一寸五分，治疗肠病之要穴，主治一切男女生殖泌尿系统疾病，有强壮之作用。

(7) 关元：脐下三寸，该穴为小肠之“募穴”，“下丹田”之所在，能治疗一切男女生殖器疾患，可强壮身体。

（8）天枢（胃经穴）：脐旁二寸，约在腹直肌外缘，大肠之募穴，主治一切肠病、食不化、呕吐、月经不调、痛经等病。

（9）气冲（胃经穴）：曲骨穴（耻骨联合上缘）旁开二寸，治疗男女生殖器疾病，腰痛，小儿夜尿。“放气冲”有除寒邪，温热下肢的作用。

（10）幽门（肾经穴）：脐上六寸，前正中线旁开五分，主治肋间神经痛，一切胃肠疾病。

（11）期门（肝经穴）：九肋端下陷中，治疗伤食、腹胀、一切胃病、肝病，该穴为肝之募穴，对男女生殖器疾病亦有效。

（12）章门（肝经穴）：第十肋端下五分陷中，治疗泻下、胀满、腹满痛及生殖器疾病，该穴为“脏之会”、肝经之募穴。

四、腹部手法操作

术者立于旁，接续胸部手法操作。

（1）双掌施以腹部下行及横向分推多遍。

（2）从上腹至小腹施以双掌揉摸法三至五遍。

（3）腹部下行叠掌轮状按压，两手掌相叠（右掌在下，左掌叠于上）；从鸠尾下开始，用手掌根部、小鱼际、手指尖、大鱼际均匀向下移动，直至耻骨上缘为一遍。

要求速度缓慢及均匀，否则就变成了抚摸法了。

（4）开三门，运三脘：双拇指从幽门穴开始，沿肋弓边缘斜推至期门、章门，在章门处点按数秒钟，突然放开，谓之“开三门”；双拇指从上脘下推至中脘、下脘，谓之“运三脘”。

（5）点按两天枢、关元等穴各一至二分钟。

（6）施以腹部下行掌根推荡法：一手掌拇指与其他四指分开，按住上腹部，边震颤边推行至小腹部。

（7）施以腹部掌摸法：用双掌分别按住上腹和小腹部进行顺

时针和逆时针的揉摸三至五分钟。

(8) 放气冲：右手小鱼际按压右气冲穴、左手大鱼际按压左气冲穴二三十秒钟，突然放开，以受术者有热流向下放散为度。

第五节　下肢前内、外侧部

一、应用解剖

(一) 肌群分布

(1) 大腿前侧肌群

1) 缝匠肌：起于髂前上棘，向内下方斜行，经膝关节的内方，止于胫骨上端的内侧。该肌可屈小腿、协助屈大腿，并有使小腿屈曲后向内的作用。该肌为全身最长的肌，呈扁带状。

2) 股四头肌：由股直肌、股内肌、股外肌、股间肌构成。为大腿前面最强大的肌肉，四头分别起于髂前下棘，股骨前面和股骨嵴；股直肌在前面，股内肌、股外肌在其两侧，股间肌在深面；四肌向下形成腱，包绕髌的前面和内外侧，继而延续为髌韧带，止于胫骨粗隆。股四头有屈大腿、伸小腿的作用（以股直肌为主)。

(2) 内侧肌群：包括耻骨肌、长收肌、短收肌、大收肌和股薄肌，均起自耻骨和坐骨，除股薄肌止于胫骨上端内侧外，其余均止于股骨嵴，大收肌还以肌腱止于股骨内上髁。该肌有内收大腿的作用，故又称内收肌群。

(3) 小腿前群：包括胫骨前肌、拇长伸肌、趾长伸肌，分别起于胫骨、小腿骨腱膜和腓骨，向下经小腿横韧带和十字韧带深面至足。胫骨前肌止于第一楔骨和第一跖骨底（楔骨内面)；拇长伸肌止于拇指第二节趾骨底；趾长伸肌止于第二趾骨，第二、三节趾骨底的背面。该肌作用是背屈足、伸拇趾，并使足内翻

（胫骨前肌作用）。

（4）小腿外侧肌群：在腓骨的外侧，有腓骨长肌、短肌，均起自腓骨，腓骨长肌腱经外踝后方入足底，止于第一跖骨底；短肌腱止于第五跖骨底。可使足外翻及跖屈。

（二）神经分布

下肢的前、内、外侧的随意肌主要由来自脊神经的腰丛支配。腰丛主要由第十二胸神经前支的一部分和第一至第四腰神经的前支组成，位于腰大肌的深面，其分支主要有：

（1）髂腹下神经：从腰大肌外侧缘走出，向外下方在髂嵴穿入腹内斜肌、腹横肌间，前行到腹内斜肌时，又穿至腹外斜肌腱膜，向内侧行；在腹股沟管的皮下环的上方，穿出腹外斜肌、腹膜，分布于附近的皮肤。

（2）髂腹股沟神经与上一神经下方并行，进入腹股沟管，随精索或子宫韧带出皮下环，分布于阴囊或阴唇的皮肤。上述二神经分或合成三型：一干二支、双干或单干型。

（3）股神经：在髂肌与腰大肌间下行，经腹股沟的深面，股三角内，于股动脉外侧分支，支配大腿前面的肌肉及皮肤。隐神经是该神经皮支中最长的一支，同大隐静脉同行，分布于小腿内侧的皮肤。该神经损伤可导致股四头肌瘫痪、伸膝障碍，以及该神经支配的皮肤感觉消失。

（4）闭孔神经：从腰大肌内侧缘走出，沿小骨盆腔内壁向下，通过闭孔之大腿内侧的肌群及皮肤。膝关节疲劳与该神经有很大关系。

（5）生殖股神经：贯穿腰大肌并沿其前面下降，分为两支，一支进入腹股沟管随精索走行，分布于睾提肌；另一支随髂外动脉及股动脉走行，分布于大腿卵圆窝附近的皮肤。

（6）股外侧皮神经：至腰大肌外侧缘向外下，经腹股沟韧带深面入股部，分布于大腿外侧面皮肤。该神经分布区皮肤有蚁行感或麻木是皮神经炎的表现。

（三）经穴分布

下肢的内侧面主要为足三阴经（足太阴脾经、足厥阴肝经、足少阴肾经）由下向上所通过；前侧与外侧是足阳明胃经、足少阳胆经循行路线。

（1）髀关（胃经）：膝上一尺二寸，主治腰膝酸痛及局部痉挛。

（2）伏兔（胃经）：髌骨外上缘上六寸，肌肉隆起处，主治下肢麻痹及膝冷痛。

（3）梁丘（胃经）：髌骨外上缘上二寸，主治腰膝疼痛、急性胃痛。

（4）血海（脾经）：在髌骨上二寸股骨背侧后缘，主治一切男女生殖系统疾病。

（5）风市（胆经）：大腿外侧直立手下垂，中指尖所触处，主治腿膝无力、遍身瘙痒、眩晕。

（6）犊鼻（胃经）：又名外膝眼，髌下缘，胫骨上外下缘，主治膝痛、麻痹、小腿痛（按：髌韧带内侧与本穴相对为内膝眼，主治膝关节炎）。

（7）足三里（胃经）：膝下三寸，胫骨外一寸，治疗一切胃肠疾病，神经衰弱，头痛，眩晕；为强壮要穴，适用于一切慢性病（“肚腹三里留”）。

（8）阳陵泉（胆经）：腓骨小头前下陷中，主治膝关节痛、一切筋病、坐骨神经痛。（本穴为八会穴之一——筋会）

（9）绝骨（胆经）：外踝上三寸，主治小腿痛、落枕、头痛、食欲不振等。

（10）三阴交（脾经）：内踝上三寸，胫骨后缘陷中，主治一切胃肠、生殖系统疾病，妇科病常用穴。

二、手法操作

（1）受术者仰卧位，术者将双手放置于患者大腿内外侧，手尖朝下，进行下行平推法至足尖，反复操作三至五遍。

（2）从大腿根至踝，按前、外、内侧进行掌揉法二至三遍。

（3）进行腿部揉捏法，从大腿至踝部二至三遍。

（4）在大腿和小腿前内外侧，施以揉法二至三遍。

（5）双拇指沿髌骨周缘揉按多遍，然后单掌揉按髌骨上，双掌揉搓膝两侧，以发热为度。

（6）双拇指尖相对，揉拨小腿胃经路线（胫骨前肌），拨动的幅度稍大些。

（7）揉点风市、髀关、梁丘、血海、足三里、三阴交、绝骨等穴各半分钟至一分钟。

（8）用拳眼叩击大腿前侧、小腿外侧，或双掌揉搓腿内外侧。

第六节 足 部

一、应用解剖

（一）足肌

足肌包括足背肌和足底肌。足背肌较弱小，足底肌分内侧、外侧和中间群。其作用除配合小腿肌作用和加强足趾的运动外，还有维持足弓的作用。

（二）经穴分布

（1）涌泉（肾经）：足掌中心屈趾凹陷处，主治厥逆、头痛、眩晕、心痛、心悸等。

（2）行间（肝经）：拇趾与第二趾缝间陷中，主治肠病、男女生殖系统疾病及膝关节炎。

（3）太冲（肝经）：足大趾、次趾、本节跖趾关节，上二寸动脉应手处，主治长疝痛、肠炎、头痛、眩晕及男女生殖系统疾病。

（4）丘墟（胆经）：外踝下前方陷中，主治坐骨神经痛、长疝痛、目疾等。

（5）解溪（胃经）：内踝前踝关节两经间陷中，主治头痛、眩晕、腹胀满、颜面浮肿。

足底反射区从略。

二、手法操作

受术者仰卧位，足平放或足下垫枕，术者坐于床边，将其足放置于术者大腿上。

（1）在脚背和脚底，施以手掌上行平推法多遍。

（2）双拇指在足背，多指在足掌面，施以揉捏按压多遍，按拿时沿跖骨间隙进行操作。

（3）双拇指在足底，多指放于足背，进行揉、捏、按、压法；亦可采用从拇趾到小趾腹，再从小趾根到拇趾根，进行“之”字形多行按压，直至足跟部。

（4）揉点涌泉、太冲、丘墟、解溪等穴各一分钟。

（5）在脚背、足底充分施以㨰法。

（6）空拳叩击足底二至三分钟。

（7）双掌快速揉搓跖趾关节两侧时，受术者有气血通畅传至全身的感觉为度。

（8）拔伸足踝、屈膝屈髋、内外旋胯等动法。

第七节　上肢部及结束手法

一、应用解剖

（一）骨骼与肌群

上肢带骨包括肩胛骨、锁骨、上肢骨；上肢游离骨有肱骨，上臂的桡骨和尺骨；腕骨包括舟骨、月骨、三角骨、豌豆骨、大多角骨、小多角骨、头状骨和钩骨，共八块；还有五块掌骨和十四块指骨。

1. 上肢带肌

（1）冈上肌：起于冈上窝，止于肱骨大结节，跨肩关节前，被斜方肌所覆盖。收缩时使臂外展 15°，与三角肌协同外展 90°，臂上举 180°时是斜方肌、前锯肌参与旋转肩胛骨的结果。

（2）三角肌：起自锁骨外端肩峰和肩胛冈，止于肱骨三角肌粗隆，肌从前、外、后三面包绕肩关节，使其呈圆笼形。有外展、前屈、后伸臂的作用。

（3）冈下肌、小圆肌：分别起于冈下窝的骨面或肩胛、腋缘的上三分之二处，止于肱骨大结节或其后面，作用均为使臂旋外。

（4）大圆肌和肩胛下肌：分别起于肩胛骨腋缘的下三分之一和下角的背面，或肩胛骨的前面，绕至肩关节的前面，止于肱骨小结节下面的骨嵴或小结节，协同使臂内收、旋内，大圆肌还有使臂后伸的作用。

2. 臂肌

（1）前群

1）肱二头肌：长头起于肩胛骨关节盂上方，短头起于肩胛骨喙突，肌腱止于桡骨粗隆。该肌收缩时明显隆起，作用主要是屈肘关节，并协助屈肩关节，前臂旋前、屈曲状态下该肌有强大的旋后作用。

2）喙肱肌：在肱二头肌短头的后内侧，起于喙突，向外下，止于肱骨中部的内侧。使臂前屈及内收。

3）肱肌：在肱二头肌的深面，起自肱骨体，止于尺骨粗隆的下方。协同肱二头肌屈肘关节。

（2）上臂的后群：肱三头肌：内侧头、外侧头和长头分别起自肩胛盂下方的粗隆；向下行于大、小圆肌肌间；内外侧头起自肱骨后面桡神经沟的外上和内下，三头合而为一，以扁腱止于尺骨鹰嘴。作用是伸肘关节，长头还可使臂后伸和内收。

（3）前臂肌：前臂肌位于尺桡骨的周围，分为前后两群，每群又分浅深两层，各层肌腹多在前臂的上半部，均向下形成细长的肌腱，跨过两个以上的关节，作用于肘关节、腕关节和手关节。

1）前群：为屈肌群，在前臂的前面。浅层有七块，由桡侧至尺侧依次为肱桡肌、旋前圆肌、桡侧腕屈肌、掌长肌、尺侧腕屈肌和位于深面的指浅屈肌。除肱桡肌起于肱骨外上髁外，其余均起于肱骨内上髁。根据各肌的名称、起点和止点，其作用就可一目了然。其中旋前圆肌止于桡骨体的中部外面；指浅屈肌间向下分为四个腱，经腕关节达手掌，止于第二至第五指骨的第二节指骨。各腱在第一节指骨附近，有指屈伸肌腱穿过，上述各肌的肌腱在体表多能摸到。可做体表标志来判定穴位。

深层有三块，位于桡侧的为拇长屈肌，位于尺侧的为指深屈肌，旋前方肌被上二肌覆盖，位于尺桡骨远端的前面。指深屈肌的肌腱，下行分四腱，经腕关节到手掌，继而穿指浅屈肌腱止于第二至五的第三节指骨。

上述各肌的起点已明确，起止点和作用具体情况如下：肱桡肌止于桡骨颈突，旋前圆肌止于桡骨体中部外面；两肌同时屈前臂并使前臂旋前。桡侧腕屈肌止于第二掌骨底的掌侧面，屈前臂和腕，并使手外展。掌长肌最后形成掌腱膜，能屈腕。尺侧腕屈肌止于豌豆骨，能屈前臂、屈腕，并使手内收。指浅屈肌止于第二至第五指第二节指骨底，屈近侧指关节、掌指关节和腕关节。

深层的指伸屈肌起于尺骨及骨腱膜，止于第二至第五指第三节指骨底，能屈远侧、近侧指关节，掌指关节和腕关节。拇长屈肌起于桡骨及骨腱膜，止于拇指第二节指骨底，主要功能是屈拇指。旋前方肌起于指骨远端前面，止于桡骨远端前面，使前臂旋前。

2）后群：位于前臂后面，为深肌群。浅层有五块，从桡侧至尺侧依次为：桡侧腕长伸肌、桡侧腕短伸肌、指伸肌、小指伸肌和尺侧腕伸肌。其中伸肌向下分成四个腱，分别移行至第二至第五的指背腱膜。腱膜的两侧部抵止于第二至第五指第二节指骨底的背面。深层也有五块，由上而下依次为旋后肌、拇长展肌、拇短伸肌、拇长伸肌和示指伸肌。后群多起于肱骨外上髁、桡骨和尺骨后面及骨腱膜；止于手骨。

浅层各肌均起于肱骨外上髁，桡侧腕长伸肌止于第二掌骨底背面，可伸腕、使手外展。桡侧腕短伸肌止于第三掌骨底背面，可伸腕。指总伸肌止于第二至第五指的第二、三节指骨、指背腱膜，主要作用为伸指与伸腕。小指伸肌止于小指背腱膜，主要伸小指。尺侧腕伸肌止于第五掌骨底背面，可伸腕，使手内收。

深层的旋后肌起于肱骨外上髁及尺骨，止于桡骨外部上面，能旋后前臂。拇长展肌起于桡骨、尺骨背面骨腱膜，止于第一掌骨底，使拇指外展。拇短伸肌起点与上同，止于拇指第二节指骨底，可伸拇指掌指关节。拇长伸肌起点同上，止于拇指第二节指骨底，可伸拇指指关节。示指伸肌止于食指第二节指骨底，可伸食指。

（4）手肌：在手掌侧的肌肉都比较小，能运动手指。外侧群较发达，在外侧形成一隆起，名大鱼际，能使拇指作屈曲、内收、外展和对掌等运动。内侧群也形成较小的隆起，名小鱼际，可运动小指。中间群由蚓状肌和骨间肌构成。蚓状肌有四块，分别起自二至五指的指深屈肌腱上，止于指骨，可屈掌指关节、伸指关节。骨间肌位于掌骨间隙内，掌侧者称为骨间掌侧肌，有三块，可使二、四、五指向中指靠拢（内收）；背侧者称骨间背侧肌，有四块，可使二、四指偏离中指向两侧分开（外展）。骨间肌尚有屈掌指关节、伸指关节的作用。

（二）上肢的神经分布

支配上肢的神经主要是臂丛神经。臂丛神经是由第五至第八颈神经的前支和第一胸神经前支的一部分构成，在锁骨上的分支有胸长神经和胸背神经；锁骨下部，分出数条较长的神经，分布到臂和手的肌肉与皮肤。其中最主要的三条是：

（1）尺神经：主要支配尺侧腕屈肌、指深屈肌的尺侧半、小鱼际肌、拇收肌、全部骨间肌和第三、四蚓状肌。皮支在掌侧布于小鱼际的皮肤和尺侧一个半指皮肤；在背侧分布到手背尺侧半以及尺侧二个半指的皮肤（第三、四指），向毗邻侧指分布于第一节。尺神经损伤时运动障碍表现为屈腕能力减弱（尺侧腕屈肌瘫痪）；拇指不能内收；其他手指散开或并拢皆无力；尤其是第四、五指，因此无法夹紧纸片；各掌指关节过伸（骨间肌萎缩）；第四、五指的指关节屈曲；第三、四蚓状肌瘫痪；小鱼际肌和骨间肌萎缩呈现“爪形手”，感觉障碍以小指最明显。

（2）正中神经：由内侧束和外侧束两个根合成，在手掌的分支有：①肌支，支配鱼际肌群（但拇收肌除外），第一、二蚓状肌。②皮支分布于手掌桡侧三分之二皮肤，桡侧三个半指掌面皮肤及其背末两节的皮肤。正中神经损伤表现为前臂不能旋前（旋前肌瘫痪）；屈腕能力减弱，拇、食指部不能屈曲；中指屈曲无力（屈掌、屈腕肌瘫痪）；拇指不能对掌；鱼际肌萎缩，手掌变平坦，称为“猿手”。感觉障碍表现在正中神经在手上的分布区，尤以拇、食、中指的末节最明显。

（3）桡神经：起自后束，沿肱三头肌深面下行，在肱骨外上髁前分成浅、深两支至前臂和手背。桡神经发出：①肌支：支配臂后侧肌肉。②皮支：支配臂部、前臂背侧皮肤。手背桡侧半皮肤及桡侧两个半指的第一节皮肤，是桡神经浅支支配。前臂所有深肌都由桡神经深支支配。桡神经损伤不能伸腕、伸指，抬前臂成“垂腕”状，拇指不能外展；感觉障碍以手背桡侧半为明显。

臂丛神经的锁骨下部的臂内侧皮神经、前臂内侧皮神经、肌皮神经和腋神经等，在此从略。

（三）经穴分布

上肢的有穴经路有六条：手三阴经（手太阴肺经、手厥阴心包经、手少阴心经），手三阳经（手阳明大肠经、手少阳三焦经、手太阳小肠经），肩部以下共有经穴 55 个。

（1）合谷（大肠经）：拇、食指第二掌骨桡侧缘陷中；主治一切头面及五官疾患（“颜面合谷收”）。

（2）曲池（大肠经）：屈肘横纹头陷中；主治臂、肩胛及肋间神经痛，一切五官疾患。该穴有理气降逆之效，故常做按摩结束取穴之用；特别是体弱或阴虚火旺体质者，按摩时浊气以上逆，此穴引浊气下行有良效。

（3）内关（心包经）：腕横纹正中上二寸（桡侧腕屈肌肌腱、掌长肌肌腱间）；可治疗心脏疾患、胃痛等病。

（4）劳宫（心包经）：当手掌心中央，握拳时中指、无名指所触处之间是穴；治疗胸胁痛、咽下困难及喜怒无常，一些精神症状和痛经均可取该穴。

（5）肩井（胆经穴）：肩胛骨与锁骨中央，约对乳头；主治颈椎病、肩痛、嗳气、呃逆、乳痛等。该穴亦有行气降逆之效，与曲池有异曲同工之作用，故做按摩收工之用。

二、手法操作

受术者取仰卧位，术者立于旁侧。

（1）受术者仰掌平放于床上，术者用单掌由上而下施以平推法三至五遍。

（2）受术者侧掌放于床上，术者用多指从腋下至腕部揉捏三至五遍（拇指在外、多指在内）。

（3）与上式同，施以拿法一二遍。

（4）受术者仰掌平放于床上，术者双掌分滚上臂与前臂多遍。

（5）术者将患者手腕夹于腋下，用双手对掌揉搓上臂与前臂多遍，以透热放松为度。

（6）双手多指托起其手背，两拇指分别从拇、食指环小指尖，插入按压大小鱼际数秒钟。术者拇、食两指依次揉捻其五指。术者屈曲食、中二指，夹持其指端牵引撑颤并突然放开，术者的两指因碰撞而发出响声。

（7）术者双手握其腕进行牵引抖颤，并进行摇肘（一手托肘、一手握腕）。

（8）术者用双拇指同时按压其曲池、合谷约半分钟。

结束手法：受术者正坐，术者立于后，用双掌分别揉拿肩上斜方肌，从颈根部到肩头多遍，然后点肩井穴半分钟至一分钟，结束全程操作。

附　录

附录一　特异穴及特定穴

任氏在多年的临床实践中，对经络腧穴学特别关注，临床实践中对分布在四肢肘膝以下的一些穴位尤为重视，注意到了这些穴位的特异性功能；启示任氏发现了“臂穴及分体对应穴”的存在，经临床实践创立了“臂穴按摩”。现将这些特异穴编录于下，供同道以及有兴趣的学习者作为研究的参考资料。

所谓的特异穴是指腧穴治疗部位和性质与一般穴位不同，它具有区别于其他腧穴主治的特殊点，从部位方面来说四肢部尤其是肘、膝关节以下的腧穴，除了主治局部和邻近部位疾病之外，还能治疗远距离部位——头面、躯干或内脏疾病。这种治疗作用显然与经络密切相关，而头面、躯干部位的腧穴一般很少治疗远距离的疾病，虽然“分体对应穴”突破了此种规律，但我们仍需进一步观察和研究其诊断、治疗范围。

某些腧穴的治疗个性，相对比较特殊。如关元、气海、足三里等穴，具有强壮作用——有的文献提示 30 岁以前多按足三里对人的视力会有影响，当然这需进一步观察；人中、素髎、会阴、十宣均可开窍醒脑并可使呼吸功能增强；大椎、曲池、合谷可退热止汗；水分、阴陵泉可利小便；至阴矫正胎位；百会具有升提中气作用。这些腧穴出现的手法刺激效应、阳性率和程度也存在一些差异，如素髎兴奋呼吸中枢的作用比会阴好；水分治水肿利小便的作用较阴陵泉为优。

一、五输穴

十二经在肘膝关节以下各有五个重要经穴，分别名为井、荥、输、经、合，合称“五输”。有关记载首见于《灵枢·九针十二原》：“以上下所出为井、所溜为荥、所注为输、所行为经、所入为合”。但并未指出具体穴名和部位。《灵枢·本输》则详细地阐明了各经井、荥、输、经、合各穴的名称和具体位置，唯独没有手少阴心经，其后《针灸甲乙经》予以补充完备。

古人把经气运行过程用自然界的水流由小到大、由浅入深的变化来形容，把五输穴按井、荥、输、经、合的顺序，从四肢末端向肘、膝方向依次排列。“井”穴多位于手足之端，喻作水的源头，是经气所出的部位，即“所出为井”。“荥”穴多位于掌指或跖趾关节之前，喻作水流尚微，萦迂未成大流，是经气流行的部位，即“所溜为荥”。“输”穴多位于掌指或跖趾关节之后，喻作水流由小而大，由浅注深，是经气渐盛，由此注彼的部位，即“所注为输”。“经”穴多位于腕踝关节以上，喻作水流变大，畅通无阻，是经气正盛运行经过的部位，即“所行为经”。“合”穴位于肘膝关节附近，喻作江河水流汇入湖海，是经气由此深入，进而汇合于脏腑的部位，即“所入为合”。

五输穴是常用要穴，为古今医家所重视。临床上如井穴可用于治疗神志昏迷；荥穴可用于治疗热病；输穴可用于治疗关节痛；经穴可用于治疗喘咳；合穴可用于治疗六腑病证等；就是《难经·六十八难》所说“井主心下满，荥主身热，输主体重节痛，经主喘咳寒热，合主逆气而泄”的具体应用。另外，《灵枢·顺气一日分为四时》提出：“病在藏者取之井；病变于色者取之荥；病时间时甚者取之输；病变于音者取之经；经满而血者，病在胃，及以饮食不节得病者，取之于合”。还有根据季节因时而刺的记载，如《难经·七十四难》指出：“春刺井，夏刺荥，季夏刺输，秋刺经，冬刺合”。

五输穴又配属五行，《灵枢·本输》指出阴经的井穴属木，阳经的井穴属金。《难经·六十四难》补充了阴阳各经脉五输穴的五行属性，即“阴井木，阳井金；阴荥火，阳荥水；阴输土，阳输木；阴经金，阳经火；阴合水，阳合土”，均依五行相生规律而来。同时，又按阴阳相合、刚柔相济的关系，将阴井乙木与阳井庚金配合起来，成为子午流注针法按时取穴及合日互用开穴规律的理论基础。

六阴经五输穴五行配属表

六阴经	井（木）	荥（火）	输（土）	经（金）	合（水）
肺（金）	少商	鱼际	太渊	经渠	尺泽
肾（水）	涌泉	然谷	太溪	复溜	阴谷
肝（木）	大敦	行间	太冲	中封	曲泉
心（火）	少冲	少府	神门	灵道	少海
脾（土）	隐白	大都	太白	商丘	阴陵泉
心包（相火）	中冲	劳宫	大陵	间使	曲泽

六阳经五输穴五行配属表

六阳经	井（金）	荥（水）	输（木）	经（火）	合（土）
大肠（金）	商阳	二间	三间	阳溪	曲池
膀胱（水）	至阴	通谷	束骨	昆仑	委中
胆（木）	窍阴	侠溪	足临泣	阳辅	阳陵泉
小肠（火）	少泽	前谷	后溪	阳谷	小海
胃（土）	厉兑	内庭	陷谷	解溪	足三里
三焦（相火）	关冲	液门	中渚	支沟	天井

为了便于记忆，现将五输穴歌诀抄录如下：

少商鱼际与太渊，经渠尺泽肺相连。
商阳二三间合谷，阳溪曲池大肠牵。
厉兑内庭陷谷胃，冲阳解溪三里随。
隐白大都太白脾，商丘阴陵泉要知。
少冲少府属于心，神门灵道少海寻。
少泽前谷后溪腕，阳谷小海小肠经。
至阴通谷束京骨，昆仑委中膀胱腑。
涌泉然谷与太溪，复溜阴谷肾所依。
中冲劳宫心包络，大陵间使与曲泽。
关冲液门中渚焦，阳池支沟天井所。
窍阴侠溪临泣连，丘墟阳辅阳陵泉。
大敦行间属于肝，太冲中封连曲泉。

二、原穴

十二经脉在腕、踝关节附近各有一个重要经穴，是脏腑原气经过和留止的部位，称为“原穴”，又名“十二原”。

原穴名称出自《黄帝内经》，在《灵枢·九针十二原》中提出了五脏原穴：肺原出于太渊，心原出于大陵，肝原出于太冲，脾原出于太白，肾原出于太溪。《灵枢·本输》补充了六腑原穴：大肠原过于合谷，胃原过于冲阳，小肠原过于腕骨，膀胱原过于京骨，三焦原过于阳池，胆原过于丘墟。并指出了各原穴的位置，但其中尚缺心经原穴神门，后由《针灸甲乙经》补齐。阴经五脏之原穴，即是五输穴中的输穴，所谓“阴经之输并于原”（《类经图翼》），“阴经以输为原”。这与阳经六腑输穴之外另有原穴有别。《难经·六十二难》指出：“三焦行诸阳，故置一输名曰原”。意思是说，三焦原气行于外，阳经脉气盛长，故于输穴之外另有原穴。

原气导源于肾间动气，是人体生命活动的原动力，通过三焦运行于脏腑，是十二经的根本。原穴是脏腑原气所留止之处，因此脏腑发生病变时，就会相应地反映到原穴上来，正如《灵枢·九针十二原》所说："五脏有疾也，应出十二原，十二原各有所出，明知其原，睹其应而知五脏之害矣"。

在治疗方面，《灵枢·九针十二原》说："五脏有疾也，当取之十二原"。针刺原穴能使三焦原气通达，从而发挥其维护正气、抗御病邪的作用。

十二经原穴表

手三阴经	肺经	太渊	心经	神门	心包经	大陵
手三阳经	大肠经	合谷	小肠经	腕骨	三焦经	阳池
足三阴经	脾经	太白	肾经	太溪	肝经	太冲
足三阳经	胃经	冲阳	膀胱经	京骨	胆经	丘墟

十二原穴歌

十二经脉各有原，脏腑原气过止处，
阴经原穴以输代，阳经原穴在输外。
肺原太渊大合谷，脾经太白胃冲阳。
心原神门小腕骨，肾原太溪胱京骨，
心包大陵焦阳池，肝原太冲胆丘墟。

三、十五络穴

络脉在由经脉别出的部位各有一个腧穴，称为"络穴"。它具有联络表里两经的作用。

络穴名称首载于《灵枢·经脉》篇。十二经的络穴皆位于肘膝关节以下，加上任脉之络穴鸠尾散于腹，督脉之络穴长强散于头上，脾之大络大包穴布于胸胁，共有十五穴，故称为"十五络穴"。

络穴各主治其络脉的病证，如手少阴心经别络，实则胸中支满，虚则不能言语，皆可取其络穴通里来治疗。余皆仿此。络穴又能沟通表里二经，故有“一络通二经”之说。因此，络穴不仅能够治疗本经病，也能治疗其相表里之经的病证，如手太阴经的络穴列缺，既能治肺经的咳嗽、喘息，又能治手阳明大肠经的齿痛、头项疾患等。

络穴在临床上可单独使用，也可与其相表里经的原穴配合使用，即谓之“原络配穴”。亦称为“主客原络取穴法”，以本经原穴为“主”，以与其相表里经的络穴为“客”。另外，《素问·平人气象论》说：“胃之大络，名曰虚里，贯鬲络肺，出于左乳下，其动应衣，脉宗气也。”故又有“十六络”之说。

十五络穴表

手三阴经	肺经	列缺	心经	通里	心包经	内关
手三阳经	大肠经	偏历	小肠经	支正	三焦经	外关
足三阴经	脾经	公孙	肾经	大钟	肝经	蠡沟
足三阳经	胃经	丰隆	膀胱经	飞扬	胆经	光明
任、督、脾大络	任脉	鸠尾	督脉	长强	脾大络	大包

十五络穴歌

肺络列缺偏大肠，胃络丰隆脾公孙，
心络通里小支正，膀胱飞扬肾大钟，
心包内关焦外关，肝络蠡沟胆光明，
脾之大络是大包，任络鸠尾督长强。

四、背俞穴

脏腑经气输注于背腰部的腧穴，称为“背俞穴”。背俞穴位于背腰部足太阳膀胱经的第一侧线上，大体依脏腑位置而上下排列，分别冠以脏腑之名，共十二穴。

背俞穴，首见于《灵枢·背俞》篇，载有五脏背俞穴名称和位置。《素问·气府论》提出“六府之俞各穴”，但未列出穴名。《脉经》才明确了肺俞、肾俞、肝俞、心俞、脾俞、大肠俞、膀胱俞、胆俞、小肠俞、胃俞等十个背俞穴的名称和位置。此后《针灸甲乙经》又补充了三焦俞，《千金方》又补充了厥阴俞而完备。

《素问·长刺节论》说：“迫藏刺背，背俞也”，《难经·六十七难》说：“阴病行阳……俞在阳”，《素问·阴阳应象大论》指出：“阴病治阳”等，均说明背俞穴可治疗五脏病证。

背俞穴不但可以治疗与其相应的脏腑病证，也可以治疗与脏腑相关的五官九窍、皮肉筋骨等病症。如肝俞既能治疗肝病，又能治疗与肝有关的目疾、筋脉挛急等病；肾俞既能治疗肾病，也可治疗与肾有关的耳鸣、耳聋、阳痿及骨病等。余仿此。

十二背俞穴表

六　脏	背　俞	六　腑	背　俞
肺	肺俞	大肠	大肠俞
肾	肾俞	膀胱	膀胱俞
肝	肝俞	胆	胆俞
心	心俞	小肠	小肠俞
脾	脾俞	胃	胃俞
心包	厥阴俞	三焦	三焦俞

五、募穴

脏腑经气结聚于胸腹部的腧穴，称为“募穴”。六脏六腑共有十二募穴。

募穴之分布，有在本经者，有在他经者；有呈双穴者，有呈单穴者。分布于肺经的有本脏募中府；分布于胆经的有本腑募日月，肾脏募京门；分布于肝经的有本脏募期门，脾脏募章门；分布于胃经的有大肠募天枢。以上均为双穴。其余都分布于任脉，有心包募膻中；心募巨阙；胃募中脘；三焦募石门；小肠募关元；膀胱募中极；均为单穴。募穴，始见于《素问·奇病论》："胆虚气上溢而口为之苦，治之以胆募俞"。《难经·六十七难》有"五藏募在阴而俞在阳"的记载，但无具体穴名。至《脉经》才明确了期门、日月、巨阙、关元、章门、太仓（中脘）、中府、天枢、京门、中极等十个募穴的名称和位置。《针灸甲乙经》又补充了三焦募石门，后人又补充了心包募膻中，始臻完备。

《难经·六十七难》说："阳病行阴，故令募在阴"，《素问·阴阳应象大论》说："阳病治阴"，说明六腑病证多取募穴治疗。如胃病多取中脘，大肠病多取天枢，膀胱病多取中极等。

滑伯仁《难经本义》说："阴阳经络，气相交贯，脏腑腹背，气相通应"，说明脏腑之气与俞募穴是相互贯通的。因此，募穴主治性能与背俞穴有共同之处。募穴可以单独使用，也可与背俞穴配合使用，即"俞募配穴"。同时俞募二穴也可相互诊察病证，作为协助诊断的一种方法，即所谓"审募而察俞，察俞而诊募"。

十二募穴表

两侧		正中	
脏腑	募穴	脏腑	募穴
肺	中府	心包	膻中
肝	期门	心	巨阙
胆	日月	胃	中脘
脾	章门	三焦	石门
肾	京门	小肠	关元
大肠	天枢	膀胱	中极

十二募穴歌

肺募中府在胸前，大肠天枢胃中脘，
脾募章门心巨阙，小肠关元属丹田，
膀胱中极肾京门，心包膻中两乳间，
三焦石门胆日月，肝募期门八肋端。

六、郄穴

“郄”（读作 xi，又读 qie），有孔隙的意思；郄穴是指经脉气血曲折汇聚的孔隙，以及各经精气所深聚地，部位大多分布在四肢肘膝以下，十二经脉各有一个郄穴，阴跷、阳跷、阴维、阳维四条奇经各有一个郄穴，共为十六郄穴。

十六郄穴对本经循行部位及所属脏腑的急性病证有较好的治疗作用，可用于相应脏腑经络的急性病证。其中，阴经郄穴多用治血证，阳经郄穴多用治急性疼痛。此外临床上通过按压郄穴进行检查，还可做协助诊断之用。

十六郄穴表

阴经	郄穴	阳经	郄穴
手太阴肺经	孔最	手阳明大肠经	温溜
手厥阴心包经	郄门	手少阳三焦经	会宗
手少阴心经	阴郄	手太阳小肠经	养老
足太阴脾经	地机	足阳明胃经	梁丘
足厥阴肝经	中都	足少阳胆经	外丘
足少阴肾经	水泉	足太阳膀胱经	金门
阴维脉	筑宾	阳维脉	阳交
阴跷脉	交信	阳跷脉	跗阳

十六郄穴歌

都门温梁酒，阴郄水泉流。

老金最卧地，会宗睡外丘。

交宾二为脉，跗信阴阳跷。

以上这首歌是运用郄穴名的谐音编写了具有一定情节的小故事：“都门温梁酒”衙门里喝的热酒凉酒是用“阴郄水泉”酿制的——“阴郄水泉流”；一位叫老金的衙役贪杯醉后睡在地上——“老金最卧地”；北宋第八位皇帝徽宗被金人俘虏到北方受难睡在沙漠上——“会宗睡外丘”。后两句无故事情节，交宾二度为的是情脉，跗信在阴阳跷再次聚首。

七、八会穴

八会穴，是指脏、腑、气、血、筋、脉、骨、髓等精气所汇聚的腧穴。八会穴首载于《难经·四十五难》：“腑会太仓（中脘），脏会季胁（章门），筋会阳陵泉，髓会绝骨，血会鬲俞，骨会大杼，脉会太渊，气会三焦外一筋直两乳内（膻中）也。”

八会穴与其所属的八种脏器组织的生理功能有着密切关系。如章门为脏之会穴，因五脏皆禀于脾，为脾之募穴也；中脘为腑之会穴，因六腑皆禀于胃，为胃之募穴也；膻中为气之会穴，因其为宗气之所聚，为心包之募穴也；膈俞为血之会穴，因其位于心肝俞穴之间，心主血，肝藏血故也；大杼为骨之会穴，因其近于椎骨（柱骨之根）故也；阳陵泉为筋之会穴，因其位于膝下，膝为筋之府也；太渊为脉之会穴，因其为手太阴经之原，居于寸口，为脉之大会也；绝骨为髓之会穴，因其属于胆经，胆主骨所生病，骨生髓故也。因此，在治疗方面，凡与此八者有关的病症均可选用相关的八会穴来治疗。另外，《难经·四十五难》又说：“热病在内者，取其会之气穴也”，八会穴还能治某些热病。

八会穴表

八会穴	名称	经属
脏会	章门	脾经募穴
腑会	中脘	胃经募穴
气会	膻中	心包经募穴
血会	膈俞	膀胱经穴
筋会	阳陵泉	胆经合穴
脉会	太渊	肺经输穴
骨会	大杼	膀胱经穴
髓会	绝骨	胆经穴

八会穴歌

腑会中脘脏章门，髓会绝骨筋阳陵，
骨会大杼脉太渊，血会膈俞气膻中。

八、八脉交会穴

奇经八脉与十二正经脉气相通的八个腧穴，称为八脉交会穴。均分布在肘膝以下。八脉交会穴是金元时代窦汉卿得于山人宋子华之手，乃“少室隐者”之所传。因窦氏善用此法而声誉倍增，故又称“窦氏八会”。

奇经八脉与十二正经得八穴相互交会的关系是：公孙通过足太阴脾经入腹会于关元，与冲脉相通；内关通过手厥阴心包经起于胸中，与阴维脉相通；外关通过手少阳三焦经上肩循天髎，与阳维脉相通；临泣通过足少阳胆经过季胁，与带脉相通；申脉通过足太阳膀胱经，与阳跷脉相通；后溪通过手太阳小肠经交肩会于大椎，与督脉相通；照海通过足少阴肾经循阴股入腹达胸，与阴跷脉相通；列缺通过手太阴肺经循喉咙，与任脉相通。

由于奇经与正经的经气以八穴相会通，所以此八穴既能治奇经病，又能治正经病。如公孙通冲脉，故公孙既能治足太阴脾经病，又能治冲脉病。内关通阴维脉，故内关既能治手厥阴心包经病，又能治阴维脉病。余可依次类推。

八脉交会八穴，临床上常采用上下相应的配穴法，如公孙配内关治疗胃、心、胸部病症和疟疾，后溪配申脉治内眼角、耳、项、肩胛部位病及发热恶寒等表证，外关配足临泣治疗外眼角、耳、颊、颈、肩部病及寒热往来证，列缺配照海治咽喉、胸膈、肺病和阴虚内热等。

八脉交会穴表

经属	八穴	通八脉	会合部位
足太阴	公孙	冲脉	胃、心、胸
足厥阴	内关	阴维	
手少阳	外关	阳维	目外眦、颊、颈、耳后、肩
足少阳	足临泣	带脉	
手太阳	后溪	督脉	目内眦、项、耳、肩胛
足太阳	申脉	阳跷	
手太阴	列缺	任脉	胸、肺、膈、喉咙
足少阴	照海	阴跷	

八脉交会穴歌

公孙冲脉胃心胸，内关阴维下总同，
临泣胆经连带脉，阳维目锐外关逢。
后溪督脉内眦颈，申脉阳跷络亦通，
列缺任脉行肺系，阴跷照海膈喉咙。

九、下合穴

下合穴，又称六腑下合穴。它是根据《灵枢 · 邪气脏腑病形》“合治内府”的理论而提出来的。即指“胃合于三里，大肠合于巨虚上廉，小肠合入于巨虚下廉，三焦合入于委阳，膀胱合入于委中央，胆合入于阳陵泉”。

因大肠、小肠、三焦三经在上肢原有合穴，而以上六穴都在下肢，为了区别，故以下合穴命名。其理论根据首见于《灵枢·本输》“六腑皆出足之三阳，上合于手者也”。因“大肠、小肠皆属于胃”，所以，大肠、小肠的下合穴在胃经上；《针灸甲乙经》指出：“委阳，三焦下辅俞也，……此足太阳之别络也”。膀胱主藏津液，三焦主水液代谢，三焦与膀胱关系密切，故三焦的下合穴在膀胱经上；胃、胆、膀胱三经的合穴，本在下肢。因此，以上六穴称为六腑下合穴。

下合穴是治疗六腑病证的主要穴位，《素问·咳论》说：“治府者治其合”。如足三里治疗胃脘痛；下巨虚治疗泄泻；上巨虚治疗肠痈、痢疾；阳陵泉治疗厥证；委阳、委中治疗三焦气化失常而引起的癃闭、遗尿等，都为临床所习用。

下合穴歌

胃经下合三里乡，上下巨虚大小肠，
膀胱当合委中穴，三焦下合属委阳，
胆经之合阳陵泉，腑病用之效必彰。

十、子午流注

子午流注，是针灸于辨证循经外，按时取穴之一种操作方法。它的含义，是说人身之气血周流出入皆有定时，《针灸大成》徐氏有“刚柔相配，阴阳结合，气血循环，时穴开阖”之说。血气应时而至为盛，血气过时而去为衰，逢时而开，过时为阖，泄则乘其盛，即经所谓刺实者刺其来。补者随其去，即经所谓刺虚者刺其去，刺其来迎而夺之，刺其去随而济之，按照这个原则取穴，以取得更好的疗效，这就叫子午流注法。

子午流注法分为“纳甲法”和“纳支法”两种。由于纳甲法根据天干和时辰的不同，气血流注盛衰亦不同，比较复杂，在此从略。纳支法是将每日的十二个时辰经气的流注相对固定，比较容易运用，故在此介绍如下。

子午是指时辰，流是流动，注是灌注，子午流注理论是把一天24小时分为12个时辰，对应十二地支，与人体十二脏腑的气血运行及五输穴的开合进行结合，在一日12时辰之中人体气血首尾相衔的循环流注，盛衰开合有时间节奏、时相特性。

中医理论主张天人合一，认为人是大自然的组成部分，人的生活习惯应该符合自然规律。把人的脏腑在12个时辰中的兴衰联系起来看，环环相扣，井然有序。

子时（23点至1点），胆经最旺。胆汁需要新陈代谢，人在子时入眠，胆方能完成代谢。“胆有多清，脑有多清。”凡在子时前入睡者，晨醒后头脑清新、气色红润。反之，日久子时不入睡者面色青白，易生肝炎、胆囊炎、结石一类病症，其中一部分人还会因此“胆怯”。这个时辰养肝血（阴）最好。

丑时（1点至3点），肝经最旺。“肝藏血”，人的思维和行动要靠肝血的支持，废旧的血液需要淘汰，新鲜血液需要产生，这种代谢通常在肝经最旺的丑时完成。如果丑时不入睡，肝还在输出能量支持人的思维和行动，就无法完成新陈代谢。《黄帝内经》云：“人卧则血归于肝”。所以丑时未入睡者，面色青灰，情志倦怠而躁，易生肝病。

寅时（3点至5点），肺经最旺。“肺朝百脉”，肝在丑时把血液推陈出新之后，将新鲜血液提供给肺，通过肺送往全身。所以人在清晨面色红润，精神充沛。寅时，有肺病的人反应尤为强烈，剧咳或哮喘或发烧。

卯时（5点至7点），大肠经最旺。“肺与大肠相表里”，肺将充足的新鲜血液布满全身，紧接着促进大肠经进入兴奋状态，完成吸收食物中水分与营养、排出渣滓的过程。因此，大便不正常者在此时需要辨证调理。

辰时（7点至9点），胃经最旺。所以，人在7点吃早饭最容易消化。如果胃火过盛，嘴唇干，重则唇裂或生疮，可以在7点清胃火。胃寒者7点养胃健脾。

巳时（9点至11点），脾经最旺。“脾主运化，脾统血。”脾是消化、吸收、排泄的总调度，又是人体血液的统领。“脾开窍于口，其华在唇。”脾的功能好，消化吸收好，血的质量好，所以嘴唇是红润的；否则唇白，或唇暗、唇紫。脾虚者9点健脾，湿盛者9点利湿。

午时（11点至13点），心经最旺。“心主神明，开窍于舌，其华在面。”心推动血液运行，养神、养气、养筋。人在午时能睡片刻，对于养心大有好处，可使下午乃至晚上精力充沛。心动过缓者11点补心阳，心动过速者此时滋心阴。

未时（13点至15点），小肠经最旺。小肠分清浊，把水液归于膀胱，糟粕送入大肠，精华输送进脾。小肠经在未时对人一天的营养进行调整。饭后两肋胀痛者在此时降肝火、疏肝理气。

申时（15点至17点），膀胱经最旺。膀胱贮藏水液和津液，水液排出体外，津液循环在体内。若膀胱有热可致膀胱咳，即咳而遗尿。申时人体温较高，阴虚的人尤为突出，在这个时间滋肾阴可疗此证。

酉时（17点至19点），肾经最旺。“肾藏生殖之精和五脏六腑之精，肾为先天之根。”经过申时的人体泻火排毒，肾在酉时进入贮藏精华的时辰。肾阳虚者酉时补肾阳最为有效。

戌时（19点至21点），心包经最旺。“心包为心之外膜，附有脉络，气血通行之道。邪不能容，容之心伤。”心包是心的保护组织，又是气血通道。心包戌时兴旺可清除心脏周围外邪，使心脏处于完好状态。心发冷者戌时补肾阳，心闷热者戌时滋心阴。

亥时（21 点至 23 点），三焦经最旺。三焦是六腑中最大的腑，有主持诸气、疏通水道的作用。亥时三焦通百脉。人如果在亥时睡眠，百脉可休养生息，对身体十分有益。可惜现代人能做到的很少，亥时百脉皆通，所以可以用任何一种方法进行调理。《灵枢》云：“经脉流行不止，与天同度，与地同纪。”纳支法不仅适用于针灸推拿，亦可运用于药物治疗，以提高临床效果。

十二时辰经气流注歌

子胆丑肝肺经寅，大肠卯时胃临辰，
脾巳心午小肠未，申时膀胱酉时肾，
戌行心包亥三焦，对时诊疗效更灵。

附录二　梳颈强健操

做双手上举伸展整理运动 3 次。

（1）梳项理颈：双手搓热，右手掌面放置右侧头项部进行梳理运动，左手掌面放置左侧头项部进行梳理运动，如“八”字，左右手交替进行梳理 30～50 次，以透热为度。

（2）伸展颈项：双上臂平举，肘部屈曲，前臂与上臂呈锐角，随吸气上臂后伸、头颈后仰，呼气上臂头项按原路线缓慢恢复到原位置，往复运动 20 次，注意动作宜和缓。

（3）前探后仰：弓箭步态，双手插腰，吸气时身体前屈头前倾，随之身体重心逐渐向后移，弓箭步逐渐变向，头随之后仰；呼气时身体重心逐渐向前移，弓箭步逐渐变向，头逐渐向前倾，随之恢复至起始势。往复运动 20 次，以头颈及腰部带动全身运动，动作宜舒缓。

（4）左右环视：右手抱左肩，左手扶右上臂，吸气时颈转向右侧同时左手扶右臂向左上部作牵引运动，至最大幅度；呼气时颈部按原路径作恢复运动，连做3次；交换左手抱右肩，右手扶左上臂，吸气时颈转向左侧同时右手扶左臂向右上部作牵引运动，至最大幅度；呼气时颈部及肩臂按原路径作恢复运动，连做3次；循环做5遍。

（5）梳枕整理：双手搓热，左右手掌面放置于枕部，头颈略向后仰，吸气时双手向两侧行“八”字梳抹运动10次，呼气时左右手置于颈后部熨颈，连续做15次。注意手法应柔和。

全套梳颈强健操，应注意以循序渐进、和缓协调为原则。

附录三　健腰操法

推：两手对搓发热之后，重叠放于腰椎正中，由上向下推搓30余次，至局部产生热感为止。

压：两手叉腰，大拇指分别按于两侧腰眼处，用力挤压，并旋转揉按，先顺时针，后逆时针，各30圈。

擦：两手握拳，从腰部向上下擦动、按摩。先自下而上，再自上而下，反复多次进行。上身可配合前倾、后仰。

抓：双手反叉腰，拇指在前，按压于腰侧不动，其余四指从腰椎两侧用指腹向外抓擦皮肤，从腰眼到骶部顺序进行，两侧各抓30次。

抖：两手置腰部，掌根按于腰眼处，快速上下抖动18次。

叩：用双手半握拳，用两拳的背面轻叩腰骶部，以不引起疼痛为度。左右同时进行，各叩30次。

揉：采取坐姿。两手五指并拢，分别放在后腰左右两侧，用掌心上下缓慢揉搓，至发热为止。

取坐位，以大拇指指腹揉臂穴腰椎线。

取坐位，用两手中指的指尖分别点按两腿委中穴（膝关节后窝正中）两分钟，被按部位应出现酸、麻、胀的感觉。

捏：脚前伸而坐，或弯曲膝盖，或正坐姿势，均可。两手分别捏拿、提放腰部肌肉 18 次。

后　记

家父任治平，在多年的医学临床、科研、教学工作中不断探索、不断积累，于20世纪70年代，发现人体手臂部“臂穴系统”的分布特点及规律，进而运用于临床诊疗工作中，取得了良好的疗效。在此基础上，进一步研究发现了人体“相似形态和分体对应关系”的客观存在，并以这些理论为指导，在临床相关疾病诊疗实践中，取得了意想不到的效果。

父亲发现“臂穴系统”及“相似形态和分体对应关系”后，经不断积累诊治理论及经验，于1986年撰写了《臂穴按摩》一书，由青海人民出版社发行，先后印刷3次，共发行了23000余册。该书详细介绍了臂穴按摩疗法的40余种适应证，其中最为常见的有20多种，对感冒、神经性头痛、胃痉挛、闪腰岔气、妇女带下、痛经，以及高血压、低血压、颈椎综合征等有显著的疗效。有些病症只需取一二个穴位，即能在短暂的时间内取得满意的效果。而且，这种疗法不需吃药、打针，也不需要什么特别的设备，有时只要一个方凳即可施术，甚至走路乘车时都可进行急救按摩。

自《臂穴按摩》出版后，许多同道及按摩爱好者通过各种渠道与我父亲及家人联系，有的人亲自来高原造访父亲。有许多来到青藏高原的朋友，到高原后出现头晕、头痛、全身乏力等高原反应，予以臂穴按摩治疗，上述诸症得到缓解，愉快地完成了在西宁、青海湖等地的参观、旅游、考察等行程。在癌痛临床治疗过程中，我们运用臂穴理论，治疗原发性肝癌癌性疼痛患者出现的爆发性疼痛（NAS法7～9分），在臂穴肝胆区结节样阳性物部位予以穴位注射后，患者癌痛减轻（NAS法2～3分），进行多次治疗使癌痛得到缓解。许多同道运用臂穴及分体对应穴按摩在临床实践中也取得了满意的效果，并扩展了治疗适应证。

应众多读者的要求，为使“臂穴”、“相似形态和分体对应穴”更好地服务于广大患者，在父亲的指导下，笔者以《臂穴按摩》一书及其多篇论文等为基础，结合参阅临床诊疗日志和心得笔记，整理总结，撰写了《臂穴及分体对应穴按摩》一书。该书若有益于社会，使广大读者有所受益，就是笔者最大的心愿。限于本人学识及经验，书中难免存在不足之处，希望读者批评指正。

在此，对西宁市第一人民医院的领导和同事，西宁市中医院的领导，中国盲协李伟洪、滕伟民先生等给予的鼓励一并表示感谢！

青海省西宁市第一人民医院　任永学

2011年2月